Veganes Keto-Kochbuch für Frauen über 50 [2 Bücher in 1]

Entdecken und probieren Sie 200+ unglaublich einfache Gourmet-Rezepte auf der Basis gesunder, veganer und leicht zu findender Zutaten [Keto Diet Cookbook, German Edition]

Amira Migha

nur der Verdeutlichung und sind Eigentum der Inhaber selbst, die nicht mit diesem Dokument verbunden sind.

Inhaltsverzeichnis

Gourmet Keto Diät Kochbuch Für Frauen nach 50

Vegan Keto

Gourmet Keto Diät Kochbuch Für Frauen nach 50

150+ leckere kohlenhydratarme Rezepte, um den Alterungsprozess umzukehren, Fett zu verbrennen und Ihren Stoffwechsel anzukurbeln. Vergessen Sie Verdauungsprobleme, sauren Reflux und werden Sie super-energetisch

Amira Migha

Inhaltsverzeichnis

Einführung

Wenn Sie gerade eine Frau über 50 Jahre sind, können Sie viel mehr mit dem Abnehmen beschäftigt sein, als Sie es mit 30 gewesen wären. Die meisten Frauen haben in diesem Alter einen langsameren Stoffwechsel mit einer Rate von etwa 50 Kalorien pro Tag. Ein langsamerer Stoffwechsel macht es unglaublich schwierig, die Gewichtszunahme zu kontrollieren, zusammen mit reduzierter Bewegung, Muskelabbau und der Neigung zu verstärkten Heißhungerattacken. Es gibt verschiedene Diätoptionen, die beim Abnehmen helfen, aber die Keto-Diät gehört zu den bekanntesten in letzter Zeit. Die Keto-Diät (oder kurz ketogene Diät) ist tatsächlich eine kohlenhydratarme, fettreiche Diät, die zahlreiche gesundheitliche Vorteile verspricht. Wir haben mehrere Fragen zur Durchführbarkeit der Keto-Diät erhalten und wie man die Diät so anpassen kann, dass sie gesünder ist. Mehr als 20 Studien haben gezeigt, dass diese Art der Ernährung zu einer Gewichtsabnahme und einer Verbesserung der Gesundheit führen kann. Auch Diabetes, Krebs, Epilepsie und Alzheimer können von der ketogenen Diät profitieren. Um den Körper dazu zu bringen, seine eigenen Fettspeicher effektiver zu verbrennen, ist Keto eine Diät, bei der Kohlenhydrate reduziert und Fette vermehrt werden. Analysen haben auch gezeigt, dass eine Keto-Diät für die allgemeine Gesundheit und die Gewichtsreduktion geeignet ist. Insbesondere hat die ketogene Diät bestimmten Personen ermöglicht, überschüssiges Körperfett ohne die für die meisten Diäten charakteristischen extremen Heißhungerattacken zu verlieren. Auch bei Patienten mit Typ-2-Diabetes hat sich gezeigt, dass sie mit Keto ihre Anzeichen in den Griff bekommen können. Das Herzstück einer ketogenen Diät sind Ketone. Als alternative Energiequelle bildet der Körper Ketone, ein Treibstoffmolekül, wenn der Blutzucker knapp wird. Wenn Sie den Kohlenhydratkonsum reduzieren und nur die richtigen Nährstoffe essen, kommt es zur Ketonproduktion. Wenn Sie ketofreundliche Lebensmittel zu sich nehmen, wandelt Ihre Leber Ketone um, die Ihr Körper dann als Energiequelle nutzt. Sie befinden sich in Ketose, da der Körper Fett zur Energieversorgung nutzt. Dies führt dazu, dass der Körper in manchen Situationen seine Fettverbrennung drastisch erhöht, was dazu beiträgt, überschüssige Fettpolster zu minimieren. Durch diese Fettverbrennung können Sie nicht nur etwas Gewicht verlieren, sondern auch Heißhungerattacken während des Tages abwehren und Zuckerabstürze vermeiden. Während es einfach ist, davon auszugehen, dass die Keto-Diät fettreich und kohlenhydratarm ist, fühlt es sich im Supermarktgang immer noch ein wenig komplizierter an. Ob Keto das Richtige für Sie ist oder nicht, hängt von mehreren Variablen ab. Eine ketogene Diät kann viele Vorteile haben, vor allem für die Gewichtsabnahme, vorausgesetzt, Sie leiden nicht unter gesundheitlichen Problemen. Der Verzehr einer perfekten Mischung aus Grünzeug, magerem Rindfleisch und unraffinierten Kohlenhydraten ist das Wichtigste, was zu beachten ist. Es ist möglich, dass die Beibehaltung der Vollwertkost der erfolgreichste Weg ist, sich gesund zu ernähren, hauptsächlich weil es eine nachhaltige Strategie ist. Es ist wichtig, sich daran zu erinnern, dass eine Menge Literatur darauf hindeutet, dass es unmöglich ist, mit der ketogenen Diät fortzufahren. Aus diesem Grund ist es der richtige Rat, einen sicheren Ernährungsplan zu finden, der Ihnen zusagt. Es ist in Ordnung, gute Erfahrungen zu machen, aber stürzen Sie sich nicht kopfüber hinein. Wenn Sie eine Frau über 50 sind und Ihren Lebensstil ändern wollen, lernen Sie in diesem Buch alles, was Sie über die Keto-Diät wissen müssen. Die Rezepte für Frühstück, Mittag- und Abendessen sowie einige leckere Keto-Snacks und Smoothie-Rezepte sind schmackhaft, praktisch und einfach für Sie zuzubereiten. Um einen ausgewogenen Lebensstil nach 50 aufrechtzuerhalten, lassen Sie uns einfach anfangen zu lesen.

Kapitel 1: Die Keto-Diät: Ein besserer Weg zu einer verbesserten Gesundheit für Frauen über 50

1.1. Keto-Diät in aller Kürze

Die Keto-Diät ist eine fettreiche, kohlenhydratarme Diät ähnlich der Atkins- und Low-Carb-Diät. Dabei wird der Verzehr von Kohlenhydraten erheblich reduziert und durch Fett ersetzt. "Ketogen" ist eine kohlenhydratarme Ernährungsidee (wie die Atkins-Diät). Die Idee ist, mehr Kalorien aus Proteinen und Fetten und weniger aus Kohlenhydraten zu beziehen. Man muss Kohlenhydrate wie Stärke, Limonade, Gebäck und Weißbrot weglassen, die einfach zu verdauen sind. Diese Kalorienreduzierung bringt den Körper in einen regelmäßigen Kreislauf, der Ketose genannt wird. Wenn dies geschieht, ist die Leber bei der Verarbeitung von Fett extrem energieeffizient. Außerdem wandelt sie in der Leber Fett in Ketone um, die dem Gehirn Energie liefern können. Ketogene Diäten können zu einer erheblichen Senkung des Blutzucker- und Insulinspiegels beitragen. Dies hat in Verbindung mit den erhöhten Ketonen eine Reihe von gesundheitlichen Auswirkungen. Wenn Sie weniger als 50 Gramm Kohlenhydrate pro Tag essen, geht Ihrem Körper irgendwann der Brennstoff (Zucker im Blut) aus. Das dauert normalerweise etwa 3 bis 4 Tage. Dann beginnen Sie, Eiweiß und Energiefett abzubauen, was Ihnen beim Abnehmen helfen kann. Das wird als Ketose bezeichnet. Es ist wichtig zu beachten, dass es bei der ketogenen Diät nicht um diätetische Vorteile geht, sondern um eine kurzfristige Diät, die sich auf die Gewichtsabnahme konzentriert. Menschen verwenden ketogene Diäten am häufigsten, um Gewicht zu verlieren, obwohl sie auch bei bestimmten medizinischen Problemen helfen können, einschließlich Epilepsie. Menschen mit Herzkrankheiten, Hirnerkrankungen und sogar Akne können davon profitieren, aber es ist noch mehr Forschung in diesen Bereichen erforderlich. Sprechen Sie zunächst mit Ihrem Arzt darüber, ob eine ketogene Diät gesund ist, insbesondere wenn Sie Typ-1-Diabetes haben.

1.2. Ja, Keto ist in Ordnung für Frauen über 50

Es gibt bestimmte allgemeine Gefahren und Probleme, die jeden betreffen, der Keto konsumiert, wie zum Beispiel die Notwendigkeit, Elektrolyte hinzuzufügen, um Krämpfe zu verhindern. Es ist entscheidend für jeden, die Diät zu begreifen und sie angemessen durchzuführen. Vor allem für Frauen über 50 könnte es bedeuten, besonders auf Kalzium zu achten oder sicherzustellen, dass sie genug zu essen haben, um gut ernährt zu sein. Es gibt immer noch Personen - sowohl Männer als auch Frauen - die aus einem bestimmten Grund einfach nicht mit einer kohlenhydratarmen Diät zurechtkommen, und das ist in Ordnung.

Einige verschiedene einzigartige Bedenken und Themen beziehen sich hauptsächlich oder ausschließlich auf Frauen. Insgesamt gibt es jedoch nur wenige Beweise dafür, dass gesunde Frauen, die gerade nicht schwanger sind, mehr Bedenken gegenüber Keto haben als gegenüber einer anderen Diät. Es gibt keinen Beweis dafür, dass Menschen nicht unbedingt Keto konsumieren können oder wollen - tatsächlich gibt es viele Frauen, die Keto machen und Keto genießen! Und es gibt auch einige Beweise dafür, dass Keto-Diäten bei einigen frauenspezifischen Problemen, wie z. B. PCOS, von Vorteil sein können.'

1.3. Wichtige Erkenntnisse für Frauen über 50 bei der Keto-Diät

o Holen Sie sich die richtige Proteinmenge

o Essen Sie nicht viel zu viel Fett.

o schnell intermittierend

o Achten Sie auf den schleichenden Vergaser

o Schneiden Sie den Alkohol heraus

o Verzichten Sie auf die Süßstoffe

o Führen Sie ein Gewichthebetraining durch

o Schlafen Sie jetzt ausgiebig

o Spannung abbauen

o Seien Sie dabei rational

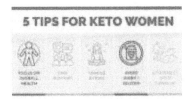

1.4. Probleme, die bei der Keto-Diät bei Frauen über 50 zu beachten sind

Ein Problem, mit dem Frauen bei der Keto-Diät konfrontiert werden können, ist die Unterernährung bis hin zu einem körperlich unsicheren Energiemangel oder einem Mangel an Körperfett unterhalb einer sicheren Menge. Es ist sehr wahrscheinlich, dass man bei Keto weniger konsumiert, absichtlich oder versehentlich. Viele Menschen, die Keto verfolgen, scheinen gesundheitsbewusste Personen zu sein, die viel Sport treiben wollen, was das Problem nur noch vergrößert, wenn sie weniger konsumieren und sich dann in intensive Übungen stürzen, die mehr Protein und Kalorien zur Erholung benötigen.

Dies ist für Frauen viel schädlicher als für Männer, da der weibliche Körper anfälliger für Unterernährung ist. Die Reduzierung der Knochenmasse, eine höhere Wahrscheinlichkeit von Knochenstressfrakturen, ein höheres Risiko für Anämie, Magenprobleme und psychiatrische Symptome.

Eine Diät bis zum Umfallen kann sogar ganz ohne Training auskommen, und das ist fast genauso riskant! Ernährung Krankheit

Nichts davon ist speziell für Keto. Es ist alles wie mit dem Kaloriendefizit. Aber die appetitanregenden Vorteile der Keto-Diät erhöhen das Risiko, dass Frauen, die versuchen, Gewicht zu verlieren, nicht wissen, wie streng sie sind, vor allem, weil sie tatsächlich nichts als Komplimente darüber erhalten, wie "sicher" sie essen und wie "süß" sie absolut nichts zu sich nehmen.

Obwohl natürlich die Unterdrückung des Hungers die Diät oft für Frauen attraktiv macht, die mit Essstörungen leben. Es ist nicht gerade eine "Keto-Gefahr"; es ist eine Gefahr, gegen Keto zu verstoßen, aber sie kommt vor. Es würde den Rahmen eines einzelnen Beitrags sprengen, wirklich auf den Umgang damit einzugehen, also sprechen Sie jemanden an, den Sie kennen - Sie könnten ein Leben retten.

Kapitel 2: Keto Frühstück Rezepte für Frauen über 50

Seien wir realistisch: Eines der größten Vergnügen im Leben ist ein kohlenhydratreiches Frühstück. Es gibt viele sichere und leckere ketofreundliche Frühstücksgerichte. Und es gibt eine Menge, die Sie wahrscheinlich davor bewahren werden, sie eines Tages zu probieren.

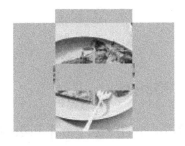

1. Keto Heiße Schokolade Shake

Portionen: 1 Tasse | Gesamtzeit: 10 min

Kalorien: 193 | Proteine: 2g | Kohlenhydrate: 4 g | Fett: 18 g

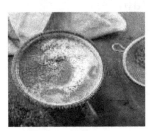

Inhaltsstoffe

- o Zwei Esslöffel ungesüßtes Kakaopulver
- o Zweieinhalb Teelöffel Zucker
- o Eine viertel Tasse Wasser
- o Eine viertel Tasse schwere Sahne
- o Ein viertel Teelöffel reiner Vanilleextrakt
- o Etwas Schlagsahne, zum Servieren

Schritte der Vorbereitung

o Verrühren Sie in einer mittelgroßen Schüssel bei mittlerer bis niedriger Hitze Schokolade, Swerve und etwa zwei Esslöffel Wasser, bis alles glatt ist und aufgesogen wurde. Erhöhen Sie die Hitze auf köcheln lassen, das restliche Wasser und die Sahne einführen und regelmäßig verquirlen, bis sie erhitzt sind.

o Rühren Sie die Vanille ein und schütten Sie sie in den Becher. Beginnen Sie mit dem Servieren mit Schlagsahne oder Schokoladenpulver.

2. Keto lecker Müsli

Portionen: 3 Tassen | Gesamtzeit: 35 min

Kalorien: 188 | Proteine: 4g | Kohlenhydrate: 7 g | Fett: 17 g

Inhaltsstoffe

o Kochspray
o Eine Tasse Mandeln, gehackte Walnüsse
o Eine viertel Tasse Sesamsamen
o Kokosnuss-Flocken
o Zwei Esslöffel Leinsamen
o Zwei Esslöffel Chiasamen
o Halber Teelöffel gemahlene Nelke
o Eineinhalb Teelöffel gemahlener Zimt
o Ein Teelöffel reiner Vanilleextrakt
o Halber Teelöffel koscheres Salz
o Ein großes Eiweiß
o Eine viertel Tasse geschmolzenes Kokosnussöl

Schritte der Vorbereitung

o Heizen Sie den Ofen auf 350 ° C vor und ölen Sie das Backblech mit Kochspray ein. Geben Sie Kokosflocken, Mandeln, Sesam, Walnüsse, Chiasamen und Leinsamen in eine breite Tasse und rühren Sie mit Knoblauch, Vanille, Salz und Zimt,

o Nun das Eiweiß schaumig schlagen und das Granola untermischen. Das Kokosöl auftragen und mischen, bis alles gut bedeckt ist. Auf das Backblech gießen und eine gleichmäßige Schicht aufstreuen. 20 Min. backen, bis es knusprig wird, dabei nach der Hälfte der Zeit leicht umrühren. Lassen Sie es vollständig abkühlen.

3. Keto Wurstsandwich

Portionen: 3 | Gesamtzeit: 15 min

Kalorien: 411 | Proteine: 38 g | Kohlenhydrate: 7,3 g | Fett: 27 g

Inhaltsstoffe

o Sechs große Eier
o Zwei Esslöffel schwere Sahne
o Prise rote Paprikaflocken
o Prise koscheres Salz
o Drei Scheiben Cheddar
o Sechs gefrorene Wurstpastetchen
o Frisch gemahlener schwarzer Pfeffer
o Ein Teelöffel Butter
o Avocado in Scheiben geschnitten

Schritte der Vorbereitung

o Schlagen Sie die Eier, die roten Paprikaflocken und die schwere Sahne in einer flachen Tasse auf. Schmecken Sie vorsichtig mit Salz ab. Schmelzen Sie die Butter in einer antihaftbeschichteten Pfanne bei mittlerer Hitze. Etwa 1/3 des Eiweißes in die Schüssel gießen. Den Käse größtenteils in die Mitte geben und dann etwa 1 Minute ruhen lassen. Legen Sie die Ecken des Eies in die Mitte und schirmen Sie den Käse ab. Vom Herd nehmen und mit den restlichen Eiern genauso verfahren.

o Servieren Sie die Eier in zwei Avocado-Wurstpatties.

4. Ketogenic Kohl Hash Browns

Portionen: 2 | Gesamtzeit: 10 min

Kalorien: 230 | Proteine: 8g | Kohlenhydrate: 6 g | Fett: 19 g

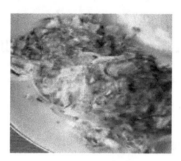

Inhaltsstoffe

o   Zwei große Eier
o   Halber Teelöffel Knoblauchpulver
o   Halber Teelöffel koscheres Salz
o   Gemahlener schwarzer Pfeffer
o   Zwei Tassen geschredderter Kohl
o   Ein Viertel kleine gelbe Zwiebel
o   Ein Esslöffel Pflanzenöl

Schritte der Vorbereitung

o   Mischen Sie in einer großen Tasse Eier, Salz und Knoblauch zusammen. Mit Salz und Pfeffer würzen. Geben Sie den Kohl und die Zwiebel in das geschlagene Ei und mischen Sie sie.

o   Erhitzen Sie die Ölpfanne auf mittlerer bis hoher Flamme. Die vorbereitete Mischung grob in vier Patties in der Pfanne verteilen und mit dem Spatel zusammendrücken. Garen, bis sie goldgelb und saftig sind.

5. Ketogenic Pfannkuchen zum Frühstück

Portionen: 6 | Gesamtzeit: 15 min

Kalorien: 268 | Proteine: 9g | Kohlenhydrate: 6 g | Fett: 23 g

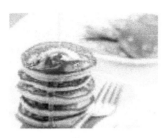

Inhaltsstoffe

o Halbe Tasse Mandelmehl

o 4 Unzen Frischkäse

o Vier große Eier

o Ein Teelöffel Zitronenschale

o Butter

Schritte der Vorbereitung

o Vermengen Sie in einer mittelgroßen Tasse den Reis, die Eier, den Frischkäse und die Zitronenschale, bis sie weich und glatt sind.

o Schmelzen Sie 1 Esslöffel Butter bei mittlerer Hitze in einer Bratpfanne. Etwa 3 Teelöffel des Teigs hineingießen und 2 Minuten lang köcheln lassen, bis er golden ist. Wenden und weitere 2 Minuten braten. Auf die Platte schieben und mit dem restlichen Teig fortfahren.

o Mit etwas Zucker und Butter servieren.

6. Keto Frühstück schnell Smoothie

Portionen: 6 | Gesamtzeit: 5 min

Kalorien: 152 | Proteine: 1g | Kohlenhydrate: 5 g | Fett: 13g

Inhaltsstoffe

o Eineinhalb Tassen gefrorene Erdbeeren

o Eineinhalb Tassen gefrorene Himbeeren, plus mehr zum Garnieren (optional)

o Eine Tasse gefrorene Brombeere

o Zwei Tassen Kokosnussmilch

o Eine Tasse Babyspinat

o Kokosnussraspeln zum Garnieren

Schritte der Vorbereitung

o Kombinieren Sie alle Zutaten (außer Kokosnuss) in einem Mixer. Mixen Sie so, dass es cremig wird.

o Falls verwendet, in Tassen verteilen und mit Himbeeren und Kokosnuss belegen.

7. Keto Frühstück Tassen

Portionen: 12 Tassen | Gesamtzeit: 40 min

Kalorien: 82 kcal | Proteine: 6g | Kohlenhydrate: 1 g | Fett: 2g

Inhaltsstoffe

o Zwei Pfund Schweinehackfleisch
o Zwei Esslöffel frisch gehackter Thymian
o Zwei gehackte Knoblauchzehen
o Halber Teelöffel Paprika
o Halber Teelöffel gemahlener Kreuzkümmel
o Ein Teelöffel koscheres Salz
o Eine halbe Tasse gemahlener schwarzer Pfeffer.
o Eine Tasse gehackter frischer Spinat
o Weißer Cheddar geraspelt
o Zwölf Eier
o Ein Esslöffel frisch gehackter Schnittlauch

Schritte der Vorbereitung

o Beginnen Sie mit dem Vorheizen des Ofens auf 400 ° F. Mischen Sie das Schweinefleisch, den Knoblauch, Paprika, Thymian, Salz und den Kreuzkümmel in einer großen Schüssel. Würzen Sie nun mit Salz und Pfeffer.

o Fügen Sie nur diese kleine Handvoll Schweinefleisch pro Muffinform hinzu und drücken Sie dann die Seiten, um eine Tasse zu bilden. Beginnen Sie, Spinat und Käse ähnlich in den Tassen zu verteilen. Schlagen Sie das Ei oben in jede Tasse und würzen Sie mit Salz und Pfeffer.

8. Keto Frühstück Blaubeer-Muffins

Portionen: 12 Muffins | Gesamtzeit: 40 min

Kalorien: 181 kcal | Proteine: 4,5g | Kohlenhydrate: 25 g | Fett: 5.6g

Inhaltsstoffe

o   Zweieinhalb Tassen Mandelmehl

o   Ein Drittel Tasse ketofreundlicher Zucker

o   Eineinhalb Teelöffel Backpulver

o   Halber Teelöffel Backpulver

o   Halber Teelöffel koscheres Salz

o   Ein Drittel Tasse geschmolzene Butter

o   Ein Drittel Tasse ungesüßte Mandelmilch

o   Drei große Eier

o   Ein Teelöffel reiner Vanilleextrakt

o   Zwei-Drittel-Tasse Heidelbeeren

o   Halbe Zitronenschalen

Schritte der Vorbereitung

o   Beginnen Sie mit dem Vorheizen des Ofens auf eine Temperatur von 350 ° und legen Sie ein Muffinblech mit Cupcake-Förmchen ein.

o   In einem großen Behälter Mandelmehl, Swerve, Backpulver, Natron und Salz verrühren. Die geschmolzene Butter, die Eier und die Vanille vorsichtig unterrühren, sobald sie vermischt sind.

o   Heben Sie die Blaubeeren und die Zitronenschale vorsichtig unter, bis sie gleichmäßig verteilt sind. Geben Sie die gleiche Menge der Mischung in jede Muffinform und backen Sie sie, bis sie leicht golden ist und ein in die Mitte des Muffins gesteckter Zahnstocher sauber herauskommt, was innerhalb von 23 Minuten der Fall sein wird. Lassen Sie sie vor dem Servieren etwas abkühlen.

9. Keto Thai Rindfleisch Salat Wraps

Portion: 4 | Gesamtzeit: 30 min |

Kalorien: 368 Kcal, Fett: 14.5g, Netto-Kohlenhydrate: 3.1g, Protein: 53.8g

Inhaltsstoffe

o Olivenöl 1 Esslöffel

o Rinderhackfleisch 1,5 lb.

o Rinderbrühe 1 ½ Tassen

o Knoblauch 2 Nelken, gehackt

o Limettensaft frisch ¼ Tasse

o Fischsauce 2 Esslöffel

o Gehackte Petersilie ½ Tasse

o Minze gehackt ½ Tasse

o Nach Geschmack Salz & Pfeffer

Schritte der Vorbereitung

o Erhitzen Sie das Olivenöl bei mittlerer bis starker Hitze in einer Pfanne.

o In einer Pfanne das Rindfleisch acht bis zehn Minuten lang anbraten.

o Rindfleisch in die Pfanne geben.

o Kochen, bis die Brühe vollständig verkocht ist.

o Mischen Sie in der Zwischenzeit den Knoblauch, die Fischsauce und den Limettensaft.

o Fügen Sie das Rindfleisch der Limettenmischung hinzu.

o 2 bis 3 Min. kochen.

o Mit gehackten Kräutern garnieren.

o Zusammensetzen, das Rindfleisch wird über die Blätter des Kohls oder des Salats geschöpft.

o Servieren.

10. Frühstücksbratpfanne Koriander-Limetten-Hühnchen

Portion 4 | Gesamtzeit: 30 min

Kalorien: Kcal 426, Fett: 16,4g, Netto-Kohlenhydrate: 6g, Eiweiß: 61,8g

Inhaltsstoffe

o   Olivenöl 1 Esslöffel

o   Hähnchenbrüste 4 Stück ohne Knochen und ohne Haut

o   Koscheres Salz

o   Frisch gemahlener schwarzer Pfeffer

o   Ungesalzene Butter 2 Esslöffel

o   Knoblauch gehackt 2 Nelken

o   Mittlere Limetten 2 fein geriebene Schale

o   Limettensaft frisch gepresst 1/4 Tasse

o   Frisch gehackte Korianderblätter und zarte Stängel 1/3 Tasse

o   (Optional) zum Servieren von gekochtem Reis

Schritte der Vorbereitung

o   Tupfen Sie das Huhn mit Papiertüchern gründlich trocken. Gut mit Pfeffer und Salz würzen. Braten Sie 1 Esslöffel des Öls bei mittlerer bis starker Hitze in einer zehn Zoll großen oder größeren Pfanne an. Wenn möglich, arbeiten Sie in Chargen, fügen Sie das Hähnchen hinzu und braten Sie es auf der Unterseite 5 bis 7 Minuten an, bis es kräftig gebräunt ist. Drehen Sie das Fleisch um, und braten Sie es 5 bis 7 Minuten an, bis auch die andere Seite gebräunt ist. Legen Sie das Hähnchen auf einen Teller; stellen Sie es beiseite.

o   Reduzieren Sie auf mittlere Hitze. Fügen Sie den Knoblauch, die Butter und die Limettenschale hinzu und kochen Sie 1 Minute lang, wobei Sie häufig umrühren. Rühren Sie den Saft der Limette ein. Schicken Sie das Hähnchen zurück in die Pfanne und eventuelle Reste des Bratensaftes. Bedecken Sie die Pfanne, reduzieren Sie die Hitze nach Bedarf, um ein mäßiges Köcheln aufrechtzuerhalten, und kochen Sie, bis das Fleisch durchgegart ist und das Thermometer einen Wert von 165°F anzeigt (2 bis 3 Minuten).

o   Etwas von der Sauce und den Koriander verrühren und über das Hähnchen gießen. Wenn gewünscht, mit Reis essen.

11. Frühstück Keto Buffalo Huhn

Portion 4-6 | Gesamtzeit: 29 min

Kalorien: 295 Kcal, Fett: 12,6g, Netto-Kohlenhydrate: 0g, Eiweiß: 42,6g

Inhaltsstoffe

o Entbeinte Hähnchenbrüste 2 1/2 Pfund ohne Haut

o Flasche scharfe Sauce 1 (12 Unzen)

o Ghee oder ungesalzene Butter 4 Esslöffel

Schritte der Vorbereitung

o Legen Sie 2 1/2 Pfund Hähnchenbrüste ohne Knochen und Haut in einen 6-Quart-oder elektrischen Schnellkochtopf (größerer Instant Pot) in eine Schicht. Gießen Sie 1 (12-Unzen) Flasche pikante Hühnersauce darüber. 4 Esslöffel Ghee oder ungesalzene Butter in Würfel schneiden, dann das Hähnchen darauf legen.

o Rasten Sie den Deckel ein und stellen Sie sicher, dass das Ventil geschlossen ist. Hochdruckkochen zum Kochen ca. 15 Minuten. Es wird 10 - 12 Minuten dauern, bis der Druck aufgebaut ist. Wenn die Garzeit beendet ist, lassen Sie den Druck für 5 min natürlich abfallen. Lassen Sie den restlichen Druck ab

o Bewegen Sie das Huhn sofort auf eine saubere Schneideplatte. Schneiden Sie das Fleisch mit zwei Gabeln in Scheiben und legen Sie es dann auf eine Platte. Verquirlen Sie die Sauce einmal gemischt und emulgiert in einem Schnellkochtopf. Geben Sie 1 Tasse Sauce auf das Hähnchen und wenden Sie es, um es zu beschichten. Bei Bedarf mehr Sauce auftragen und übrig gebliebene Sauce zum Verzehr oder Aufbewahren beiseite stellen.

12. Schokolade Frühstück Keto Protein Shake

Portionen: 1 | Gesamtzeit: 40 min

Kalorien: 445 kcal | Proteine: 31g | Kohlenhydrate: 7 g | Fett: 12g

Inhaltsstoffe

o Drei Viertel Tasse Mandelmilch

o Halbe Tasse Eis

o Zwei Esslöffel Mandelbutter

o Zwei Esslöffel ungesüßtes Kakaopulver

- o Zwei Esslöffel keto-freundlicher Zucker
- o Ein Esslöffel Chiasamen
- o Zwei Esslöffel Hanfsamen
- o Halbe Tafel reiner Vanilleextrakt
- o Eine Prise koscheres Salz

Schritte der Vorbereitung

- o Alle Zutaten zusammen in einen Mixer geben und verarbeiten, bis sie glatt sind. In eine Schüssel geben und mit etwas mehr Chia & Hanfsamen kompottieren.

13. Frühstück Paprika Eier

Portionen: 3 Ergibt | Gesamtzeit: 20 min

Kalorien: 121 kcal | Proteine: 8,6g | Kohlenhydrate: 4 g | Fett: 7.9g

Inhaltsstoffe

- o Eine Paprika
- o Sechs Eier
- o Prise koscheres Salz
- o Prise frisch gemahlener schwarzer Paprika
- o Zwei Esslöffel gehackter Schnittlauch
- o Zwei Esslöffel gehackte Petersilie

Schritte der Vorbereitung

- o Erhitzen Sie eine antihaftbeschichtete Pfanne bei mittlerer Hitze und ölen Sie sie dann leicht mit einem Kochdunst ein.
- o Legen Sie den Paprikaring in die Pfanne und kochen Sie ihn 2 Minuten lang. Tauschen Sie den Ring aus, dann schlagen Sie das Ei dort in der Mitte auf. Fügen Sie Salz und Pfeffer hinzu und köcheln Sie dann zwei bis vier Minuten lang, bis das Ei nach Ihrem Geschmack zubereitet ist.
- o Wiederholen Sie den Vorgang mit den anderen Eiern und servieren Sie sie mit dem Schnittlauch und der Petersilie.

14. Mit Omelette gefüllte Paprika

Portionen: 4 | Gesamtzeit: 1 Stunde

Kalorien: 380 kcal | Proteine: 26g | Kohlenhydrate: 4,5 g | Fett: 28g

Inhaltsstoffe

o Zwei Paprikaschoten
o Acht Eier
o Eine viertel Tasse Milch
o Vier Scheiben Speck gekocht
o Eine Tasse geschredderter Cheddar
o Zwei Esslöffel fein gehackter Schnittlauch
o Eine Prise koscheres Salz
o Schwarzer Pfeffer zerstoßen

Schritte der Vorbereitung

o Heizen Sie den Backofen auf 400 ° C vor. Legen Sie nun die Paprikaschoten in Scheiben geschnitten waagerecht auf ein großes Backblech. Bestreichen Sie das Blech mit sehr wenig Wasser und backen Sie die Paprika für fünf Minuten.
o In der Zwischenzeit Eier und Milch miteinander verquirlen. Wurst, Käse und Chips einrühren und nach Bedarf salzen und pfeffern.
o Wenn die Paprikaschoten gebacken sind, die Eiermischung auf die Paprikaschoten auftragen. In den Ofen schieben und 35 bis 40 Minuten garen, bis die Eier fest geworden sind. Mit etwas mehr Schnittlauch garnieren und essen.

15. Keto Frühstück Wolkenbrot

Portionen: 6 Brötchen | Gesamtzeit: 35 min

Kalorien: 98 kcal | Proteine: 4g | Kohlenhydrate: 0,2 g | Fett: 9g

Inhaltsstoffe

o Drei große Eier

o Ein Viertel Teelöffel Weinstein

o Eine Prise koscheres Salz

o 2 Unzen Frischkäse

o Ein Esslöffel italienisches Gewürz

o Ein Esslöffel geschredderter Mozzarella

o Zwei Teelöffel Tomatenmark

o Prise koscheres Salz

o Ein Teelöffel Mohnsamen

o Ein Teelöffel Sesamsamen

o Ein Teelöffel gehackter getrockneter Knoblauch

o Ein Teelöffel gehackte getrocknete Zwiebel

Schritte der Vorbereitung

o Beginnen Sie mit dem Vorheizen des Ofens auf 300 ° C und decken Sie eine breite Pfanne mit Pergamentpapier ab.

o Trennen Sie das Eiweiß von den Eigelben in 2 kleine Glasbehälter. Geben Sie den Weinstein und das Salz auf das Eiweiß und schlagen Sie es mit einem Handmixer, bis es fest ist. Das wird innerhalb von 2 bis 3 Minuten geschehen. Geben Sie den Frischkäse zu den Eigelben und verrühren Sie nun mit dem Stabmixer die Eigelbe und den Frischkäse, bis alles vermengt ist. Heben Sie die Eigelbmischung vorsichtig unter den Eischnee.

o Teilen Sie den Teig in Portionen von 8 Hügeln auf einem ausgelegten Backblech, 4 "von einander entfernt-Bake, bis es golden wird, die innerhalb von fünfundzwanzig bis dreißig Minuten passieren wird.

o Jede Brotscheibe sofort mit Käse bestreuen und zwei bis drei Minuten im Ofen backen. Lassen Sie es etwas abkühlen. Einfaches, einfaches Wolkenbrot ist fertig für Sie.

o Fügen Sie 1 Esslöffel italienische Gewürze, zwei Esslöffel geriebenen Mozzarella oder Parmesankäse und zwei Esslöffel Tomatenmark zur Eigelbmischung hinzu. Fügen Sie 1 Esslöffel italienische Gewürze, zwei Esslöffel geriebenen Mozzarella oder Parmesankäse und zwei Esslöffel Tomatenmark zu der Eigelbmischung hinzu. Backen Sie den Teig, bis er goldgelb wird, was innerhalb von fünfundzwanzig bis dreißig Minuten der Fall sein wird.

- o Fügen Sie 1/8 Teelöffel koscheres Salz, 1 Teelöffel Mohn, 1 Teelöffel Sesam, 1 Teelöffel zerdrückten getrockneten Knoblauch und dann 1 Teelöffel gehackte getrocknete Zwiebel zur Eigelbmischung hinzu. (Oder verwenden Sie 1 Esslöffel mit dem gesamten Bagel-Gewürz.) Das gesamte Bagel-Wolkenbrot ist fertig.
- o Geben Sie 11/2 Teelöffel Ranch-Würzpulver in die Eimischung. Backen Sie es, bis es golden wird, was innerhalb von fünfundzwanzig bis dreißig Minuten der Fall sein wird. Das Ranch-Wolkenbrot ist fertig.

16. Frühstücks-Jalapeño-Popper-Eierbecher

Portionen: 12 Tassen | Gesamtzeit: 1 Stunde

Kalorien: 157,2kcal | Proteine: 9,5 g | Kohlenhydrate: 1,3 g | Fett: 12,2 g

Inhaltsstoffe

- o Zwölf Scheiben Speck
- o Zehn große Eier
- o Eine viertel Tasse saure Sahne
- o Halbe Tasse geschredderter Cheddar
- o Halbe Tasse geschredderter Mozzarella
- o Zwei Jalapeños, eine gehackt und eine in dünne Scheiben geschnitten
- o Ein Teelöffel Knoblauchpulver
- o Eine Prise koscheres Salz
- o Kochspray
- o Gemahlener schwarzer Pfeffer

Schritte der Vorbereitung

- o Heizen Sie den Ofen auf 375 ° C vor. Braten Sie den Speck in einer breiten, mittelgroßen Pfanne, bis er gut goldbraun und noch stapelbar ist. Zum Abtropfen auf einem mit Küchenpapier ausgelegten Teller beiseite stellen.
- o Rühren Sie in einem großen Plastikbehälter Eier, Käse, saure Sahne, gehackte Jalapenos und Knoblauchpulver zusammen. Mit Salz und Pfeffer abschmecken.
- o Verwenden Sie ein Antihaft-Kochspray, um die Muffinform zu ölen. Füllen Sie jede Vertiefung mit einer Scheibe Speck und geben Sie dann die Eimischung in jede

Muffinform, bis sie etwa zwei Drittel des Weges bis zum oberen   der Form zurückgelegt hat, und bedecken Sie jeden Muffin mit einer Scheibe Jalapeno.

o   Backen Sie 20 Minuten lang, bis die Eier nicht mehr kleben. Kurz abkühlen lassen, bevor Sie die Muffinform herausnehmen.

17. Keto Zucchini Frühstücks-Ei-Cups

Portionen: 18 Tassen | Gesamtzeit: 35 min

Kalorien: 17 kcal | Proteine: 1 g | Kohlenhydrate: 1,3 g | Fett: 1 g

Inhaltsstoffe

o   Kochspray

o   Zwei Zucchinis geschält

o   Ein Viertel Pfund Schinken

o   Halbe Tasse Kirschtomaten

o   Acht Eier

o   Halbe Tasse schwere Sahne

o   Eine Prise koscheres Salz

o   Ein gemahlener schwarzer Pfeffer

o   Halber Teelöffel getrockneter Oregano

o   Eine Prise rote Paprikaflocken

o   Eine Tasse geschredderter Cheddar

Schritte der Vorbereitung

o   Heizen Sie zunächst den Ofen auf 400 ° F vor und ölen Sie das Muffinblech mit einem Kochnebel ein. Um eine Kruste zu bilden, legen Sie die Innenseite und die Unterseite des Muffinblechs mit den beiden Zucchinistreifen aus. Jede Kruste mit den Kirschtomaten und dem Schinken bestreuen.

o   Verrühren Sie in einem mittelgroßen Behälter Eier, Schlagsahne, Oregano & rote Paprikaflocken und fügen Sie Salz und Pfeffer hinzu. Die Eimischung über den Schinken und die Tomaten gießen und mit dem Käse bedecken.

o   30 Minuten backen, bis die Eier fertig sind.

18. Frühstück Rosenkohl Hash

Portionen: 4 Tassen | Gesamtzeit: 40 min

Kalorien: 181 kcal | Proteine: 3 g | Kohlenhydrate: 13 g | Fett: 14 g

Inhaltsstoffe

o   Sechs Scheiben Speck

o   Halbe gehackte Zwiebel

o   1 lb. Brüssel

o   Ein Zentimeter koscheres Salz

o   Schwarzer Pfeffer gemahlen

o   Ein Viertel Teelöffel zerstoßene rote Pfefferflocken

o   Zwei gehackte Knoblauchzehen

o   Vier große Eier

Schritte der Vorbereitung

o   Braten Sie den Speck in einer großen Bratpfanne knusprig. Schalten Sie die Hitze aus und legen Sie den Speck auf eine Papierhandtuchablage. Halten Sie einen Großteil des Speckfetts in der Pfanne, schneiden Sie einige schwarze Flecken aus der Pfanne.

o   Schalten Sie die Hitze auf niedrig und geben Sie die Zwiebel und den Brüssel in die Pfanne. Kochen Sie unter regelmäßigem Rühren, bis das Gemüse beginnt, weich zu werden und eine goldene Farbe anzunehmen. Mit Salz, Pfeffer und roten Paprikaflocken abschmecken.

o   Geben Sie 2 Esslöffel Wasser in die Mischung und decken Sie die Pfanne ab. Kochen Sie, bis die Rosenkohlsprossen weich sind und das Wasser etwa fünf Minuten lang verdampft ist. (Wenn das gesamte Wasser weg ist, bis die Rosenkohlsprossen weich sind, geben Sie etwas mehr Wasser in die Pfanne und decken Sie sie für ein paar weitere Minuten ab). Geben Sie den Knoblauch in die Pfanne. Kochen Sie ihn etwa 1 Minute lang, bis er duftet.

o   Schneiden Sie mit einem Holzlöffel vier Löcher in das Haschisch, um den Boden der Pfanne freizulegen. Schlagen Sie ein Ei in jede Lücke und geben Sie Salz und Pfeffer für jedes Ei hinzu. Setzen Sie den Deckel wieder auf und kochen Sie ihn, bis die Eier nach Ihrem Geschmack fertig sind, das sind etwa 5 Minuten für das Ei, das flüssig ist o Streuen Sie die gekochten Speckstückchen über die ganze Pfanne und servieren Sie sie heiß.

19. Bestes Frühstück Keto-Brot

Portionen: 1 Brot | Gesamtzeit: 40 min

Kalorien: 165 kcal | Proteine: 6 g | Kohlenhydrate: 3 g | Fett: 15 g

Inhaltsstoffe

o Eine viertel Tasse Butter, geschmolzen und abgekühlt
o Eineinhalb Tassen gemahlene Mandeln
o Sechs große Eier
o Halber Teelöffel Weinstein
o Ein Esslöffel Backpulver
o Halber Teelöffel koscheres Salz

Schritte der Vorbereitung

o Beginnen Sie mit dem Vorheizen des Ofens auf 375 ° F und legen Sie dann den 8"-x-4"-Brotlaib auf ein Backblech. Trennen Sie das Eiweiß vollständig vom Eigelb.
o Mischen Sie in einem breiten Behälter das Eiweiß mit dem Sahnepulver. Mit einem Stabmixer weiterschlagen, bis starke Spitzen entstehen.
o Schütteln Sie die Eigelbe mit geschmolzener Butter, Backpulver, Mandelmehl und Salz in einer separaten großen Schüssel mit einem Handmixer. Heben Sie 1/3 des Eischnees unter, wenn er vollständig vermengt ist, und heben Sie dann den Rest unter.
o Laden Sie den Teig in die Kastenform und machen Sie eine flache Schicht. Dann 30 Minuten lang backen oder bis die Oberfläche zart golden ist und der Zahnstocher sauber herauskommt. Vor dem Schneiden 30 Minuten abkühlen lassen.

20. Frühstücks-Avocado-Bomben mit Speck

Portionen: 4 Bomben | Gesamtzeit: 25 min

Kalorien: 251 kcal | Proteine: 6 g | Kohlenhydrate: 13 g | Fett: 18 g

Inhaltsstoffe

o Zwei Avocados

o Ein Drittel geschredderter Cheddar

o Acht Scheiben Speck

Schritte der Vorbereitung

o Dämpfen Sie den Broiler und legen Sie ein schmales Backblech mit Folie aus.

o Schneiden Sie jede Avocado in zwei Hälften und kratzen Sie die Kerne aus. Entfernen Sie die Schale von jeder der Avocados.

o Zwei Drittel des Käses bedecken und durch die anderen Drittel der Avocado ersetzen. Bedecken Sie 4 Stücke Speck in jeder Avocado.

o Legen Sie die mit Speck umwickelten Avocados auf das ausgelegte Backblech und grillen Sie sie, bis der Speck knusprig ist, etwa 5 Minuten. Wenden Sie die Avocado ganz vorsichtig und garen Sie sie weiter, bis sie rundherum knusprig ist, etwa fünf Minuten pro Seite.

o Der Länge nach halbieren und sofort servieren.

21. Frühstück Schinken & Käse Keto Egg Cups

Portionen: 12 Tassen | Gesamtzeit: 35 min

Kalorien: 108 kcal | Proteine: 10,4 g | Kohlenhydrate: 1,2 g | Fett: 5,9 g

Inhaltsstoffe

o Kochspray

o Zwölf Scheiben Schinken

o Eine Tasse geschredderter Cheddar

o Zwölf große Eier

o Eine Prise koscheres Salz

o Gemahlener schwarzer Pfeffer

o Petersilie, zum Garnieren

Schritte der Vorbereitung

o Heizen Sie den Ofen auf 400o vor und ölen Sie das 12er-Muffinblech mit einem Kochdunst ein. Belegen Sie jede Tasse mit einem Stück Schinken und bedecken Sie sie mit Cheddar. Schlagen Sie ein Ei in jede Schinkenschale und fügen Sie Salz und Pfeffer hinzu.

o Backen, bis die Eier durchgebraten sind, 12 bis 15 Minuten.

o Mit Petersilie garnieren, servieren.

22. Keto Frühstück Erdnuss-Fettbomben

Portionen: 12 Bomben   40 min

Kalorien: 247 kcal | Proteine: 3,6 g | Kohlenhydrate: 3,3 g | Fett: 24,4 g

Inhaltsstoffe

o 8 oz. Frischkäse

o Eine Prise koscheres Salz

o Halbe Tasse dunkle Schokoladenchips

o Halbe Tasse Erdnussbutter

o Eine viertel Tasse Kokosnussöl

Schritte der Vorbereitung

o Legen Sie ein schmales Backblech mit einem Bogen Pergamentpapier aus. Mischen Sie in einem mittelgroßen Behälter Frischkäse mit Erdnussbutter, 1/4 Tasse Kokosnussöl und etwas Salz. Schlagen Sie die Mischung mit einem Stabmixer, bis sie gründlich vermischt ist, etwa 2 Minuten lang. Stellen Sie die Schüssel in den Gefrierschrank, bis sie leicht fest geworden ist, etwa 10 bis 15 Minuten lang.

o Wenn sich eine Erdnussbuttermischung gebildet hat, verwenden Sie einen kleinen Kekslöffel, um löffelgroße Kugeln herzustellen. Zum Aushärten 5 Minuten in den Kühlschrank stellen.

o Stellen Sie in der Zwischenzeit einen Schokoladen-Nieselregen her, indem Sie Schokoladenchips und das restliche Kokosöl in einer großen Rührschüssel mischen und 30 Sekunden lang in der Mikrowelle erhitzen, bis sie vollständig geschmolzen sind. Beträufeln Sie die Erdnussbutterkugeln damit und stellen Sie sie dann für 5 Minuten in den Kühlschrank.

o   Im Kühlschrank verpackt auf Vorrat aufbewahren.

23. Frühstück Keto Paleo Stacks

Portionen: 3 | Gesamtzeit: 30 min

Kalorien: 229 kcal | Proteine: 3 g | Kohlenhydrate: 11 g | Fett: 18 g

Inhaltsstoffe

o   Drei Wurstpasteten
o   Eine pürierte Avocado
o   Eine Prise koscheres Salz
o   Gemahlener schwarzer Pfeffer
o   Drei große Eier
o   Scharfe Sauce nach Bedarf

Schritte der Vorbereitung

o   Erhitzen Sie die Frühstückswurst.
o   Pürieren Sie die Avocado auf der Frühstückswurst und fügen Sie Salz und Pfeffer hinzu.
o   Besprühen Sie eine mittelgroße Pfanne bei mittlerer Hitze nur mit Kochspray und besprühen Sie dann das Innere des Mason-Glas-Deckels. Legen Sie den Mason-Glas-Deckel in die Mitte der Pfanne und schlagen Sie das Ei darin auf. Fügen Sie Salz und Pfeffer hinzu und kochen Sie es 3 Minuten lang, bis es heiß ist, entfernen Sie dann den Deckel und kochen Sie weiter.
o   Legen Sie das Ei oben auf die pürierte Avocado. Mit Schnittlauch würzen und mit der gewünschten scharfen Sauce beträufeln.

24. Frühstück Keto schnell Chaffeln

Portionen: 2 Ergiebigkeiten   25 min

Kalorien: 115 kcal | Proteine: 9 g | Kohlenhydrate: 1 g | Fett: 8 g

Inhaltsstoffe

- o Vier Eier
- o 8 oz. geschredderter Cheddar-Käse
- o Zwei Esslöffel Schnittlauch
- o Eine Prise Salz und Pfeffer
- o 4 Eier für Toppings
- o Acht Bacons
- o Acht gewürfelte Kirschtomaten
- o 2 Unzen Babyspinat

Schritte der Vorbereitung

- o Die Speckscheiben in einer großen, unbeheizten Pfanne anrichten und die Temperatur auf mittlere Flamme stellen. Den Speck 8-12 Min. goldbraun braten, dabei oft wenden, bis er knusprig ist.
- o Legen Sie sie auf einem Papiertuch zum Abtropfen beiseite, wenn Sie kochen.
- o Geben Sie alle Waffelzutaten in einen Mixbehälter und vermischen Sie sie gut.
- o Ölen Sie das Waffeleisen leicht ein und verteilen Sie anschließend die Mischung gleichmäßig auf dem Boden des Blechs, um ein gleichmäßiges Ergebnis zu erzielen.
- o Schließen Sie das Waffeleisen und kochen Sie für ca. 6 Minuten, je nach Kapazität des Waffeleisens.
- o Knacken Sie ein Ei in das Speckfett in der Bratpfanne und braten Sie es langsam zu Ende.
- o Servieren Sie je einen Esslöffel Rührei und Speckstücke zusammen mit etwas Babyspinat und einigen geschnittenen Kirschtomaten.

25. Keto-Frühstück mit Spiegeleiern, Tomate und Käse

Gesamtzeit: 15 Min. | Servierung 1

Kalorien: Kcal 417, Fett:33g, Netto-Kohlenhydrate:4g Protein:25g

Inhaltsstoffe

- Eier 2
- Butter ½ Esslöffel
- Gewürfelter Cheddar-Käse 2 oz
- Tomate ½
- Gemahlener schwarzer Pfeffer & Salz

Schritte der Vorbereitung

- Erhitzen Sie die Butter bei mittlerer Hitze in einer Bratpfanne.
- Würzen Sie die gewürfelte Seite der Tomate mit Salz & Pfeffer. Geben Sie die Tomate in eine Bratpfanne.
- Schlagen Sie die Eier in der gleichen Pfanne auf. Lassen Sie die Eier für Spiegeleier auf einer Seite rühren. Wenden Sie die Eier für ein paar Minuten und kochen Sie sie für eine weitere Minute, wenn die Eier schnell durchgebraten werden. Für zähere Dotter noch ein paar Minuten weiter kochen. Mit Salz und Pfeffer würzen.
- Legen Sie auf einem Teller die Eier, Tomaten und Käse zu essen. Streuen Sie mit getrocknetem Oregano Eier und Tomaten für einige zusätzliche Aroma und Geschmack.

26. Keto Eier Benedict auf Avocado

Gesamtzeit: 15 Min. | 4 Portionen

Kalorien: Kcal 522, Fett:48g, Netto-Kohlenhydrate:3g Protein:16g

Inhaltsstoffe

Hollandaise

- Eigelb 3
- Zitronensaft 1 Esslöffel
- Salz & Pfeffer
- Ungesalzene Butter 8½ Esslöffel

Eier Benedikt

- Entsteinte & gehäutete Avocados 2

o Eier 4
o Geräucherter Lachs 5 oz

Schritte der Vorbereitung

o Nehmen Sie ein Einmachglas oder einen anderen mikrowellensicheren Behälter, der leicht in den Stabmixer passt. Geben Sie die Butter hinein und schmelzen Sie sie für etwa 20 Sekunden in der Mikrowelle.

o In Butter das Eigelb und den Zitronensaft einarbeiten. Den Stabmixer am Boden des Behälters platzieren und kombinieren, bis eine cremige weiße Schicht entsteht. Heben Sie den Pürierstab an und senken Sie ihn langsam ab, um eine cremige Sauce zu erzeugen.

o Stellen Sie einen Topf mit Wasser auf den Herd und bringen Sie es zum Kochen. Verringern Sie die Hitze auf niedrig.

o Schlagen Sie die Eier einzeln in eine Tasse und lassen Sie sie dann vorsichtig in die Schüssel gleiten. Wenn Sie das Wasser kreisförmig umrühren, kann das Eiweiß nicht zu sehr vom Eigelb verdrängt werden. Kochen Sie 3-4 Minuten, je nach gewünschter Eigelbqualität. Um überschüssiges Wasser zurückzuhalten, nehmen Sie die Eier mit einem Löffel heraus.

o Brechen Sie die Avocados in zwei Hälften und entfernen Sie die Schale und die Steine. Legen Sie von jeder Hälfte eine Scheibe um den Boden, so dass sie gleichmäßig auf dem Teller aufliegt. Bedecken Sie jede Hälfte mit einem Ei und geben Sie dann einen großzügigen Klecks Sauce Hollandaise darauf. Legen Sie etwas Räucherlachs darauf.

o Dieses Gericht muss sofort verzehrt werden und sollte nicht aufbewahrt oder wieder aufgewärmt werden. Sauce Hollandaise Reste können bis zu 4 Tage im Kühlschrank aufbewahrt werden.

27. Keto schnell Low Carb Mozzarella Chaffeln

Gesamtzeit: 8 Min. | 4 Portionen

Kalorien: Kcal 330, Fett:27g, Netto-Kohlenhydrate:2g Protein:20g

Inhaltsstoffe

- o Geschmolzene Butter 1 oz.
- o Eier 4
- o Geschredderter Mozzarella-Käse 8 oz
- o Mandelmehl 4 Esslöffel

Schritte der Vorbereitung

- o Heizen Sie das Waffeleisen auf.
- o Geben Sie alle Zutaten in eine Rührschüssel und schlagen Sie sie zusammen.
- o Ölen Sie das Waffeleisen leicht mit der Butter ein und verteilen Sie die Mischung gleichmäßig auf dem Boden, um ein gleichmäßiges Ergebnis zu erzielen. Das Waffeleisen abdecken, dann je nach Waffeleisen ca. 6 Min. backen.
- o Lassen Sie die Kappe sanft los, wenn Sie das Gefühl haben, dass sie fertig ist.
- o Servieren Sie es mit Ihren Lieblingsbeilagen.

28. Nussfreies Keto-Brot

Gesamtzeit: 50 Min. | 20 Portionen

Kalorien: Kcal 105, Fett:8g, Netto-Kohlenhydrate:1g Protein:6g

Inhaltsstoffe

- o Eier 6
- o Geschredderter Käse 12 oz
- o Frischkäse 1 oz
- o Schalenpulver gemahlenes Psyllium 2 Esslöffel
- o Backpulver 3 Teelöffel
- o Haferfaser ½ Tasse
- o Salz ½ Teelöffel
- o Geschmolzene Butter 1 Esslöffel

Topping

- o Sesamsamen 3 Esslöffel
- o Mohnsamen 2 Esslöffel

Schritte der Vorbereitung

o Heizen Sie den Backofen auf 180 ° C (360 ° F) vor.

o Eier verquirlen. Den Käse und die anderen Zutaten, außer der Butter, dazugeben und gut verrühren.

o Fetten Sie eine gebutterte Brotform (8,5 " x 4,5 "x 2,75", antihaftbeschichtet oder mit Pergamentpapier ausgelegt). Verteilen Sie den Teig mit einem Spatel in der Brotpfanne.

o Mit Mohn und Sesam über den Reis streuen. 35 Min., um den Laib zu backen.

o Lassen Sie das Brot abkühlen.

29. Einfaches Keto-Frühstück mit Spiegeleiern

Gesamtzeit: 10 Min. | Servierung 1

Kalorien: Kcal 425, Fett:41g, Netto-Kohlenhydrate:1g Protein:13g

Inhaltsstoffe

o Eier 2

o Butter 1 Esslöffel

o Mayonnaise 2 Esslöffel

o Baby-Spinat 1 Unze

o Gemahlener schwarzer Pfeffer & Salz

o Kaffee oder Tee 1 Tasse

Schritte der Vorbereitung

o Erhitzen Sie die Butter bei mittlerer Hitze in einer Bratpfanne.

o Schlagen Sie die Eier sofort in die Pfanne. Für Spiegeleier - lassen Sie eine Seite der Eier zum Braten stehen. Für schnell gebratene Eier: Drehen Sie die Eier nach ein paar Minuten um und kochen Sie sie noch 1 Minute weiter. Nur bei festeren Eigelben die Garzeit für ein paar Min. unterbrechen. Mit Pfeffer und Salz würzen

o Servieren Sie einen Klecks Mayonnaise mit Babyspinat.

2.30. Keto Taco Omelett

Gesamtzeit: 20 Min. | 2 Portionen

Kalorien: Kcal 797, Fett:63g, Netto-Kohlenhydrate:8g Protein:44g

Inhaltsstoffe

Taco Gewürz

- Zwiebelpulver ¼ Teelöffel
- Kreuzkümmel gemahlen ½ Teelöffel
- Paprikapulver ½ Teelöffel
- Knoblauchpulver ½ Teelöffel
- Chiliflocken ¼ Teelöffel
- Salz ½ Teelöffel
- Gemahlener schwarzer Pfeffer ¼ Teelöffel
- Frischer Oregano ½ Teelöffel

Omelett

- Rinderhackfleisch 5 oz
- Große Eier 4
- Olivenöl 1 Esslöffel
- Avocado 1
- Geschredderter Cheddarkäse 5 oz
- Gewürfelte Tomate 1
- Frischer Koriander 1 Teelöffel
- Meersalz ½ Teelöffel
- Gemahlener schwarzer Pfeffer ¼ Teelöffel

Schritte der Vorbereitung

- Kombinieren Sie alle Taco Seasoning-Produkte.
- Geben Sie das Rinderhackfleisch in eine große Antihaft-Pfanne. Die Gewürzmischung (Taco) auftragen, gut vermengen und braten, bis es vollständig gar ist. In der Schüssel beiseite stellen und vom Herd nehmen.
- Schlagen Sie die Eier in einer Rührschüssel auf, bis sie weich sind.

o Reduzieren Sie die Hitze und geben Sie das Olivenöl in die Pfanne. Und fügen Sie die Eier hinzu. Drücken Sie die Ränder in die Mitte, so dass die ungekochten Stücke zur Seite schwappen, während die Ränder fest werden. Ein paar Minuten kochen, damit das Innere ein wenig flüssig bleibt.

o Bei Rinderhackfleisch, Prise Limette.

o Avocado halbieren. Den Kern entfernen und das Fruchtfleisch heraussaugen. In Fragmente aufteilen.

o Rinderhackfleisch auf dem Omelett verteilen. 2/3 der gegrillten Käsewürfel und Tomaten auftragen.

o Nehmen Sie das Omelett vorsichtig aus der Pfanne. Mehr Avocado, Käse und Koriander hinzufügen. Mit Salz und Pfeffer würzen. Servieren.

30. Keto dosa

Gesamtzeit: 25 Min. | 2 Portionen

Kalorien: Kcal 356, Fett:33g, Netto-Kohlenhydrate:4g Protein:12g

Inhaltsstoffe

o Mandelmehl ½ Tasse
o Geschredderter Mozzarella-Käse 1½ oz
o Kokosnussmilch ½ Tasse
o Kreuzkümmel gemahlen ½ Teelöffel
o Gemahlener Koriandersamen ½ Teelöffel
o Salz

Schritte der Vorbereitung

o Mischen Sie alle Zutaten in einer Schüssel.

o Erhitzen Sie eine antihaftbeschichtete Pfanne und fetten Sie sie leicht ein. Die Verwendung einer antihaftbeschichteten Pfanne ist sehr wichtig, um zu verhindern, dass die Dosa an der Pfanne haften bleiben.

o Gießen Sie den Teig ein und verteilen Sie ihn, indem Sie die Pfanne bewegen.

o Garen Sie den Dosa bei niedriger Hitze. Der Käse beginnt zu schmelzen und knusprig zu werden.

o Sobald das Ganze durchgebacken ist und die Dosa auf einer Seite goldbraun geworden ist, falten Sie sie mit dem Spatel.

o Mit Chutney aus der Kokosnuss servieren.

Für die Erdnusssoße:

o Erdnussbutter 1/2 Tasse

o Gehackter frischer Ingwer 1 Teelöffel

o Gehackter frischer Knoblauch 1 Teelöffel

o Gehackte Jalapeño-Pfefferschote 1 Esslöffel

o Zuckerfreie Fischsauce 1 Esslöffel

o Zucker Reisweinessig 2 Esslöffel

o Limettensaft 1 Esslöffel

o Wasser 2 Esslöffel

o Erythritol granuliert (Süßstoff) 2 Esslöffel

Schritte der Vorbereitung

Für das Huhn:

o Mischen Sie in einer großen Schüssel den frischen Zitronensaft, die Fischsauce, die Sojasauce, den Reisessig, das Avocadoöl, den Cayennepfeffer, den Ingwer, den Knoblauch, den gemahlenen Koriander und den Süßstoff und verquirlen Sie sie.

o Legen Sie die Hähnchenteile auf und rühren Sie um, um das Hähnchen nur mit der Marinade gründlich zu bestreichen.

o Abdecken und bis zu vierundzwanzig Stunden oder mindestens 1 Stunde lang kühlen.

o 1/2 Std. vor dem Garen aus dem Gefrierschrank nehmen und den Grill anheizen.

o Grillen Sie das Hähnchen bei mittlerer Hitze etwa 6 bis 8 Minuten pro Seite.

o Vom Grill nehmen, Erdnusssauce dazugeben und servieren.

o Zerkleinerter Kohl, gewürfelte Erdnüsse, gehackte Frühlingszwiebeln und gehackter Koriander sind optionale Garnituren.

Für die Sauce mit Erdnuss:

o Geben Sie alle Zutaten der Sauce in einen Mixer und mixen Sie sie, bis sie glatt sind.

o Vor dem Servieren abschmecken und Süße & Salzigkeit nach Belieben einstellen.

31. One-Skillet-Hähnchen mit Zitronen-Knoblauch-Sahnesoße

Gesamtzeit: 30 Min. | für 4 Personen

Inhaltsstoffe

o Hähnchenschenkel ohne Haut und ohne Knochen 4

o Salz & Pfeffer

o Hühnerbrühe 1 Tasse

o Zitronensaft 2 Esslöffel

o Gehackter Knoblauch 1 Esslöffel

o Rote Pfefferflocken ½ Teelöffel

o Olivenöl 1 Esslöffel

o Fein gewürfelte Schalotten ⅓ Tasse

o Gesalzene Butter 2 Esslöffel

o Schlagsahne ¼ Tasse

o Gehackte Petersilie 2 Esslöffel

Schritte der Vorbereitung

o Klopfen Sie die Schenkel oder Hähnchenbrüste mit einem Hammer auf eine Dicke von 1/2 Zoll. Bestreuen Sie beide Seiten des Hähnchens mit einer Prise Salz & Pfeffer.

o Mischen Sie die Hühnerbrühe, den Saft der Zitrone, die roten Pfefferflocken und den Knoblauch in einem Zwei-Tassen-Messbecher.

o Stellen Sie einen Rost in das untere Drittel Ihres Ofens und heizen Sie ihn auf 375° vor.

o Erhitzen Sie das Olivenöl bei mittlerer Hitze in einer großen ofenfesten Pfanne. Legen Sie das Hähnchen hinein und lassen Sie es auf jeder Seite 2 bis 3 Minuten anbraten. Wenn das Hähnchen nicht ganz durchgebraten ist, können Sie es im Ofen fertig braten. Nehmen Sie das Hähnchen auf einen Teller.

o Verringern Sie die Flamme, geben Sie die Schalotten & die Hühnerbrühe-Kombination in die Pfanne. Ziehen Sie mit einem Schneebesen über den Boden der Pfanne, so dass sich alle braunen Stücke lösen. Erhöhen Sie die Hitze wieder auf mittlere Höhe und lassen Sie die Soße auf kleiner Flamme köcheln. Kochen Sie die Soße 10 bis 15 Minuten lang weiter, oder bis die Soße etwa 1/3 Tasse bleibt.

o Von der Flamme nehmen, wenn die Sauce eingedickt ist, dann die Butter auftragen und verquirlen, bis sie vollständig geschmolzen ist. Die schwere Schlagsahne bei ausgeschalteter Flamme auftragen und mit dem Schneebesen untermischen. Stellen Sie die Pfanne nur dreißig Sekunden lang auf die Flamme, lassen Sie die Sauce NICHT kochen. Nehmen Sie die Pfanne vom Herd, geben Sie das Hähnchen zurück in die Pfanne und streuen Sie es über die Soße. Stellen Sie die Pfanne 5 bis 8 Min. in den Ofen, oder bis das Hähnchen vollständig gegart ist. Würzen Sie mit gehackter Petersilie oder Basilikum und servieren Sie heiß mit zusätzlichen Zitronenscheiben.

32. Low Carb Hähnchen-Enchilada (Grüner) Blumenkohl-Auflauf

Gesamtzeit: 45 Min. | Servierung 1

Kalorien: Cal 311, Fett:18g, Netto-Kohlenhydrate:4g Protein:33g

Inhaltsstoffe

o Gefrorene Blumenkohl-Röschen 20 oz
o Erweichter Frischkäse 4 oz
o Geschreddertes gekochtes Huhn 2 Tassen
o Salsa Verde ½ Tasse
o Koscheres Salz 1/2 Teelöffel
o Gemahlener schwarzer Pfeffer 1/8 Teelöffel
o Cheddar-Käse geschreddert 1 Tasse
o Saure Sahne 1/4 Tasse

Schritte der Vorbereitung

o Legen Sie den Blumenkohl in einen mikrowellensicheren Teller und backen Sie ihn für 10 bis 12 Min. oder bis er weich ist.

o Bevor Sie die nächsten dreißig Sekunden in die Mikrowelle stellen, fügen Sie den Frischkäse hinzu.

o Rühren Sie das Hähnchen, die grüne Salsa, den Pfeffer, das Salz, die saure Sahne, den Koriander & den Cheddar-Käse ein.

o In einer feuerfesten Auflaufform im vorgeheizten Backofen bei 190 ° zwanzig Minuten backen oder in der Mikrowelle 10 Minuten auf höchster Stufe. Warm servieren.

33. Pizza mit Hühnerkruste ohne Schuldgefühle

Gesamtzeit: 40 Min. | für 8 Personen

Inhaltsstoffe

o **Für Kruste**
o Frische Hähnchenbrust 1,5 lbs.
o Gehackter Knoblauch 2-3 Nelken
o Italienisches Gewürz mischen 1,5 Teelöffel
o Geriebener Parmesankäse 1/3 Tasse
o Geschredderter Mozzarella-Käse 1/3 Tasse
o Großes Ei 1
o **Für Toppings**
o Nudelsauce 3-4 Esslöffel
o Gemüsesorten
o Geschredderter Mozzarella-Käse 1/2 Tasse
o Geriebener Parmesankäse 1/2 Tasse

Schritte der Vorbereitung

o Backofen vorgeheizt auf 400 ° c.

o Teilen Sie das rohe Hühnerfleisch in 1"-Würfel und geben Sie es in kleinen Chargen in eine Küchenmaschine, um eine Art von handgemachtem, gemahlenem Hühnerfleisch herzustellen.

o Geben Sie das rohe, gemahlene Hühnerfleisch, den Knoblauch, die italienischen Gewürze, den Käse und das Ei in eine Schüssel. Gut mischen.

o Legen Sie ein Backblech mit einem Backtrennpapier aus. Legen Sie die rohe Hähnchen-Kombikugel auf das Papier.

o Ziehen Sie so viel Frischhaltefolie aus, dass die gesamte Pfanne oder das Blech bedeckt ist, und legen Sie sie auf den Hähnchenkombination-Ball. Drücken Sie die Hähnchenkombination, bis sie die Pfanne oder das Blech ausfüllt.

o Für eine leichtere, knusprigere Kruste auf zwei Backbleche schieben.

o Backen Sie für etwa 15 bis 25 Minuten bei 400 °, oder bis die Kruste golden und knusprig wird. Bei dickerer Kruste dauert es etwa 20 bis 25 Minuten, bei dünner Kruste 10 bis 15 Minuten.

o Aus dem Ofen nehmen und ca. 5 Min. abkühlen lassen.

o Verteilen Sie die Sauce & belegen Sie sie mit Mozzarella. Den Belag auftragen & mit dem Parmesan abschließen.

o 10 bis 15 Min. bei 400 ° garen, oder bis die Käsewürze leicht gebräunt ist.

o Schneiden, servieren & genießen Sie diese proteinreiche Mahlzeit, die frei von Schuldgefühlen ist, Low Carb!

34. Gefülltes Huhn mit Spargel und Parmesan

Portionen: 3 | Gesamtzeit: 30 min

Kalorien: 230 kcal | Proteine: 62 g | Kohlenhydrate: 10 g | Fett: 31 g

Inhaltsstoffe

o Hühnerbrüste 3

o Knoblauchpaste 1 Teelöffel

o Spargel 12 Stangen

o Frischkäse 1/2 Tasse

o Butter 1 Esslöffel

o Olivenöl 1 Teelöffel

o Marinara-Soße 3/4 Tasse

o geschredderter Mozzarella 1 Tasse

o Salz und Pfeffer

Schritte der Vorbereitung

o Um mit dem Garen des Huhns zu beginnen, schwenken Sie das Huhn (oder teilen Sie es in zwei Hälften, ohne es ganz aufzuschneiden den Weg herum. Die Hähnchenbrust kann sich wie ein Schmetterling öffnen, wobei ein Ende in der Mitte bereits intakt ist). Entfernen Sie die Spargelstangen und legen Sie sie beiseite.

o Reiben Sie die Hähnchenbrüste mit Salz, etwas Pfeffer und Knoblauch ein (sowohl innen als auch außen). Verteilen Sie den Frischkäse auf alle Hähnchenbrüste und streichen Sie ihn dann auf die Innenseite. Legen Sie nun vier Stangen Spargel darauf und klappen Sie anschließend eine Seite der gleichen Brust über die andere und wickeln Sie sie mit Hilfe eines Zahnstochers ein, damit sie nicht aufgeht.

o Heizen Sie nun den Backofen vor und stellen Sie ihn auf einen Broiler. Dann geben Sie Butter und das Olivenöl in eine heiße Pfanne und legen die Hähnchenbrüste hinein. Braten Sie die Hähnchenbrüste nun auf jeder Seite für etwa 6-7 Minuten (die Gesamtzeit würde je nach Größe der Brust 14-15 Minuten betragen), bis das Hähnchen fast durchgebraten ist.

Geben Sie nun auf jede Brust knapp 1/4 Tasse Marinara-Sauce und belegen Sie diese ebenfalls mit geraspeltem Mozzarella. In den Ofen schieben und backen

Kapitel 3: Keto Mittagessen Rezepte für Frauen über 50

Für Frauen über 50, die die Keto-Diät ausprobieren, sind diese einfachen Keto-Lunch-Rezepte großartig und helfen, eine ausgewogene Fett-Ketose zu erreichen.

1. Keto-Avocado-Salat serviert mit Blackened-Garnelen

Portionen: 2 Ergiebigkeiten | Gesamtzeit: 20 min

Kalorien: 420 kcal | Proteine: 49,5 g | Kohlenhydrate: 21 g | Fett: 18,5 g

Inhaltsstoffe

- o   Ein Teelöffel zerdrücktes Basilikum
- o   Ein Teelöffel schwarzer Pfeffer
- o   Ein Teelöffel Cayennepfeffer
- o   Ein halbes Kilogramm geschälte große Garnelen
- o   Zwei gehackte Knoblauchzehen
- o   Zwei Teelöffel Paprika
- o   Ein Teelöffel dehydrierter Thymian
- o   Ein Teelöffel Salz
- o   Zwei Bündel Spargel
- o   Ein Teelöffel Olivenöl
- o   Vier Tassen Kopfsalatblätter
- o   Eine Avocado, gewürfelt
- o   Ein Viertel rote Zwiebel, geschnitten
- o   Eine Handvoll Basilikumblätter
- o   Ein Drittel Tasse griechischer Joghurt
- o   Ein Teelöffel Zitronenpfeffer
- o   Ein Teelöffel Zitronenextrakt
- o   Zwei Esslöffel Wasser
- o   Salz nach Bedarf

Schritte der Vorbereitung

o Geben Sie die Garnelen und alle anderen Zutaten in ein schmales Gefäß und bestreichen Sie sie gleichmäßig. Erhitzen Sie einen großen Topf auf mittlerer Flamme und geben Sie etwas Olivenöl hinein. Sautieren Sie die Garnelen und den Spargel unter seltenem Wenden, bis sie ihre Farbe ändern.

o Kombinieren Sie nun die Salatblätter, die Avocado, die Zwiebelscheiben und die Basilikumblätter in einer Glasschüssel. Fügen Sie nun die Garnelen oder Krabben und die Avocado hinzu. Geben Sie etwas Dressing dazu.

o Für die Zubereitung des Dressings mischen Sie den Joghurt mit dem Zitronenpfeffer, dem Zitronensaft, dem Wasser und dem Salz. Mischen Sie sie gut.

2. Keto Easy Egg Wrap Mittagessen

Portionen: 2 Ergiebigkeiten   5 min

Kalorien: 411 kcal | Proteine: 25 g | Kohlenhydrate: 3 g | Fett: 31 g

Inhaltsstoffe

o Zwei Eier

o Gekochter Truthahn

o Pürierte Avocado,

o Zerkleinerter Käse

o Einen halben Teelöffel Pfeffer,

o Ein halber Teelöffel Paprika,

o Hummus

o Eine Prise Salz

o Eine Prise Cayennepfeffer

Schritte der Vorbereitung

- o Erhitzen Sie eine flache Bratpfanne bei mittlerer Hitze. Verwenden Sie   Butter oder Öl zum Einfetten.
- o Ein Ei in eine Schüssel aufschlagen und mit einer Gabel gut verrühren.
- o Geben Sie es in eine heiße Pfanne und kippen Sie sie, um das Ei in einem breiten Kreis am Boden der Pfanne zu verteilen.
- o Lassen Sie es 30 Sekunden lang köcheln.
- o Wechseln Sie die Seiten vorsichtig mit einem großen Spatel und lassen Sie es die nächsten 30 Sekunden garen.
- o Vom Herd nehmen und den Vorgang für eine beliebige Anzahl von Eiern wiederholen.
- o Lassen Sie die Eierwickel etwas (oder ganz) abkühlen, belegen Sie sie nach Bedarf mit den Füllungen, wickeln Sie sie ein und servieren Sie sie heiß oder kalt.

3. Keto California Turkey and Bacon Lettuce Wraps mit Basilikum-Mayo

Portionen: 4 | Gesamtzeit: 45 min

Kalorien: 303 kcal | Proteine: 11 g | Kohlenhydrate: 25 g | Fett: 20 g

Inhaltsstoffe

- o Ein Eisbergsalat
- o Vier Scheiben Deli-Truthahn
- o Vier Scheiben Speck
- o Eine gewürfelte Avocado
- o Eine dünn gewürfelte Tomate
- o Halbe Tasse Mayonnaise
- o Sechs Basilikumblätter
- o Ein Teelöffel Zitronenextrakt
- o Eine gehackte Knoblauchzehe
- o Salz nach Belieben
- o Pfeffer nach Belieben

Schritte der Vorbereitung

o Um Basilikum-Mayo zuzubereiten, mischen Sie die Zutaten in einer Küchenmaschine und verarbeiten Sie sie, bis sie glatt sind. n Optional können Sie sowohl das Basilikum als auch den Knoblauch zerkleinern und beides zusammen mischen. Dies kann ein paar Tage im Voraus geschehen.

o Legen Sie zwei breite Salatblätter auf eine Scheibe Truthahn und tränken Sie sie mit Basilikum-Mayo. Legen Sie eine dünne Scheibe Truthahn zusammen mit Speck auf, darunter ein paar Scheiben Avocado und die Tomate. Leicht mit Salz und Pfeffer würzen, dann den Boden sowie die Seiten einrollen und wie einen Burrito einrollen. Schneiden Sie ihn in der Mitte durch und servieren Sie ihn dann kalt.

4. Keto Lasagna Gefüllte Portobellos

Portionen: 4 Ergibt | Gesamtzeit: 25 min

Kalorien: 482 kcal | Proteine: 28 g | Kohlenhydrate: 6,5 g | Fett: 36 g

Inhaltsstoffe

o Vier Champignons
o Vier italienische Würstchen
o Mozzarella-Käse aus einer Milch
o Eine gehackte Petersilie
o Eine Tasse Vollmilchkäse
o Eine Tasse Marinara-Sauce

Schritte der Vorbereitung

o Putzen Sie die Pilze. Entfernen Sie die Zweige mit einem Löffel.
o Nehmen Sie die Wurst heraus und drücken Sie die Masse in 4 Patties. Drücken Sie jedes Pattie in jede der Pilzbecher, zu den Rändern hin und auch an den Seiten des Patties hoch.
o Geben Sie nun 1/4 Tasse des Ricottas in jede der Pilzkappen und drücken Sie dann die Seiten an, sodass in der Mitte ein Loch entsteht.

- o Löffeln Sie 1/4 Tasse der Marinara-Sauce auf jeden Pilz auf dem höchsten Punkt des Ricotta-Bodens.

- o Streuen Sie 1/4 Tasse in Scheiben geschnittenen Mozzarella-Käse darüber.

- o Backen Sie sie im vorgeheizten Ofen bei 375 Grad F für knapp 40 Minuten.

- o Mit Petersilie garnieren und warm servieren.

5. Schnelles Keto-Sushi

Portionen: 3 Ergibt | Gesamtzeit: 25 min

Kalorien: 353 kcal | Proteine: 18,3 g | Kohlenhydrate: 5,7 g | Fett: 5,7 g

Inhaltsstoffe

- o Ein Nori-Wrapper
- o Eine Tasse geschnittener Blumenkohl
- o Halbe Avocado
- o 1,5 oz Frischkäse
- o Eine viertel Tasse Gurke
- o Ein Esslöffel Kokosnussöl
- o Eine Tasse Sojasauce

Schritte der Vorbereitung

- o Teilen Sie etwa die Hälfte des Blumenkohlkopfes in die Röschen und schleudern Sie sie in der Küchenmaschine, bis der Reis entsprechend glatt ist.

- o Erhitzen Sie das Kokosnussöl in einer Pfanne auf mittlerer Stufe und geben Sie den Blumenkohlreis hinein.

- o Dann kochen Sie für etwa 5-7 Minuten, bis der Reis fein goldbraun und vollständig gegart ist. Geben Sie ihn in eine separate Schüssel.

- o Schneiden Sie die Avocado, den Frischkäse und die Gurke in dünne Scheiben und legen Sie sie mit dem vorbereiteten Blumenkohlreis beiseite.

- o Legen Sie ein langes Blatt Frischhaltefolie auf eine durchsichtige, ebene Fläche und legen Sie die Nori-Verpackung über die Frischhaltefolie.

o Bedecken Sie den Blumenkohlreis über die gesamte Nori-Wicklung so dünn oder so dicht wie gewünscht in einer gleichmäßigen Schicht. Lassen Sie an den Ecken und Rändern etwas Platz.

o Für etwas Keto-Sushi-Reis tragen Sie die erste Schicht der Avocado auf den Reis neben Ihnen auf. Als nächstes geben Sie eine dünne Schicht von etwas Frischkäse direkt auf die Avocado und zum Schluss eine Schicht Gurke.

o Für die Keto-Sushi-Gurke heben Sie zunächst die Frischhaltefolie an der Seite an, indem Sie die Zutaten mit den Handflächen abdecken.

o Ziehen Sie die Frischhaltefolie und die Nori-Wraps gleichmäßig über die Avocado, die Gurke und den Frischkäse, bevor Sie das Ganze abdecken.

o Teilen Sie die Sushi mit einem scharfen Messer in acht Teile. Beginnen Sie zuerst in der Mitte, damit der Reis nicht mit dem Gewicht des Messers herausgezogen wird.

6. Huhn Piccata Keto-Fleischbällchen

Portion: 3 | Gesamt: Zeit 30 min

Kalorien: 323 kcal, Fett:21g, Netto-Kohlenhydrate:2g Protein:26g

Inhaltsstoffe

o Gemahlenes Huhn 1 lb.

o Mandelmehl 1/3 Tasse

o Ei 1

o Koscheres Salz 1/2 Teelöffel

o Gemahlener schwarzer Pfeffer 1/4 Teelöffel

o Knoblauchpulver 1/4 Teelöffel

o Zitronenschale 1/2 Teelöffel

o Frische gehackte Petersilie 1 Teelöffel

o Olivenöl 2 Esslöffel

Für die Sauce:

o Trockener Weißwein 1/2 Tasse

o Zitronensaft 2 Esslöffel

o Abgetropfte & gehackte Kapern 2 Esslöffel

o Zitronenschale 1/4 Teelöffel

o Butter 1/4 Tasse

Schritte der Vorbereitung

o In einer mittelgroßen Schüssel Hackfleisch, Mandelmehl, Ei, Pfeffer, Salz, Knoblauchpulver, Zitronenschale und Petersilie vermischen und gut durchrühren. Zu fünfzehn Fleischbällchen formen. Erhitzen Sie das Olivenöl in einer antihaftbeschichteten Pfanne und braten Sie die Frikadellen, bis sie goldbraun und durchgebraten sind.

o In derselben Pfanne, in der die Fleischbällchen gebraten wurden, den Weißwein hinzugeben und zum Köcheln bringen, dabei alle Fleischbällchen aus der Pfanne und in den Weißwein schaben. Geben Sie den Saft der Zitrone und die Kapern hinzu und lassen Sie das Ganze um die Hälfte einkochen (2 bis 3 Min.). Schalten Sie den Herd aus und rühren Sie die Zitronenschale und die Butter ein, bis sie geschmolzen und glatt sind.

7. Keto Huhn Alfredo Spaghetti Squash

Portionen: 4 | Gesamtzeit: 20 Min.

Kalorien: 327 kcal | Fett:25g | Netto-Kohlenhydrate:14g | Eiweiß:12g

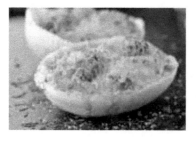

Inhaltsstoffe

o 2 Esslöffel Butter

o Gehackter Knoblauch 2 Teelöffel

o Salbei 1 Teelöffel

o Mehl 2 Esslöffel

- o Hühnerbrühe 1 Tasse
- o Halbrahm 1/2 Tasse
- o Gewürfelter Frischkäse 4 oz
- o Geriebener Parmesankäse ½ Tasse
- o Gekochtes & geschreddertes Hühnerfleisch 1/2 Tasse
- o Gekochter Spaghettikürbis 2 1/2 Tassen
- o Pfeffer, Salz & Petersilie

Schritte der Vorbereitung

- o Schmelzen Sie die Butter bei mittlerer Hitze in einer Pfanne.
- o Fügen Sie Salbei und Knoblauch hinzu und kochen Sie für etwa eine Minute.
- o Das Mehl/Mehl einrühren und unter ständigem Rühren etwa eine Minute lang kochen.
- o Mischen Sie die Hühnerbrühe mit halb und halb.
- o Mischen Sie den Parmesan und den Frischkäse ein, bis die Masse glatt ist.
- o Fügen Sie den Gemüsekürbis, das gekochte und zerkleinerte Hühnerfleisch hinzu und kochen Sie es, bis es vollständig erhitzt ist.
- o Schmecken Sie den Alfredo-Gemüsekürbis mit Hähnchen ab und geben Sie dann Pfeffer, Salz und Petersilie hinzu.

8. Keto Paleo Mittagessen Gewürz-Hähnchen-Spieße

Portion 2 | Gesamtzeit: 2 Stunden

Kalorien: 198 | Fett:5g | Netto-Kohlenhydrate |1g Protein:35g

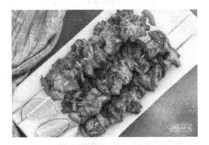

Inhaltsstoffe

- o Hähnchenteile ohne Knochen und Haut 2 lb.
- o Granulierter Erythrit-Süßstoff 2 Esslöffel

- 5 Gewürzpulver 2 Esslöffel
- Reisweinessig ungesüßt 1 Esslöffel
- Avocadoöl 1 Esslöffel
- Sesamöl 1 Teelöffel
- Glutenfreie Sojasauce 1 Esslöffel
- Spieße rote Paprikastücke 1 Tasse
- Spieße 12

Schritte der Vorbereitung

- Schneiden Sie das Hühnerfleisch auf der Diagonale in knapp zwei Zentimeter lange Stücke.
- Mischen Sie in einer mittleren Schüssel den Süßstoff, das Fünf-Pulver-Gewürz, den Reisweinessig, das Avocadoöl, das Sesamöl, die Sojasauce und den Cayennepfeffer und rühren Sie um.
- Würzen Sie und passen Sie die Süße/Salzigkeit je nach Vorliebe an.
- Tragen Sie die Hähnchenstücke auf und mischen Sie sie gut, um sie zu beschichten.
- Marinieren Sie ein Hähnchen eine Stunde oder länger, und bis zu vierundzwanzig Stunden.
- Erhitzen Sie den Grill.
- Fädeln Sie Hähnchenstücke & rote Paprika auf die Spieße.
- Grillen Sie jede Seite 2 - 3 Minuten oder sobald das Hähnchen durchgebraten ist.
- Nach Wunsch mit Limettenscheiben und Koriander (frisch) garnieren.

9. Keto Asiatische Schweinerippchen

| Portion 4 | Gesamtzeit 1 Std.

Kalorien: 505 | Fett: 44g | Net Carbs: 1g | Protein: 25g

Inhaltsstoffe

- Gehackte Schweinerippchen in einzelne Rippen 2 lb.

- o Frischer gewürfelter Ingwer 1 Esslöffel
- o Gewürfelte grüne Zwiebeln 2 Esslöffel
- o Szechuan-Pfefferkörner ½ Esslöffel
- o 2-Stern-Anis
- o Gewürfelte Knoblauchzehen 3
- o Glutenfreie Tamari-Sauce oder Kokosnuss-Amino 2 Esslöffel
- o Avocadoöl 2 Esslöffel
- o Salz & Pfeffer nach Geschmack

Schritte der Vorbereitung

- o Geben Sie Mehl, Szechuan-Pfefferkörner, Sternanis und Rippchen in einen großen Topf mit kochendem Wasser. Zum Kochen bringen, dann 45 Minuten lang kochen, bis das Fleisch weich ist. Schöpfen Sie den sich bildenden Schaum ab.
- o Aus dem Topf abgießen & Rippen entfernen.   Entfernen Sie den Sternanis & die Pfefferkörner.
- o Avocadoöl in die Pfanne geben, dann Ingwer und Knoblauch hinzufügen. Geben Sie die Rippchen hinein und kochen Sie sie auf mittlerer bis hoher Stufe. Fügen Sie die Kokosnuss-Amino- oder Tamari-Sauce hinzu und würzen Sie mit Pfeffer und Salz.
- o Rippchen bei starker Hitze anbraten, bis sie vollständig bedeckt und mit der Sauce gebräunt sind.

10. Keto Langsamkocher Schweinerippchen (asiatisch)

Portionen: 2 | Gesamtzeit:3 Std. 20 Min.

Kalorien: 482 |Fett: 38g| Netto-Kohlenhydrate: 4g |Eiweiß: 25g

Inhaltsstoffe

- o Baby-Rücken Schweinerippchen 450g
- o Geschnittene mittlere Zwiebel 1/2
- o Knoblauchpaste 1 Esslöffel
- o Ingwerpaste 1 Esslöffel
- o Hühnerbrühe 1&1/2 c
- o Glutenfreie Tamari-Sauce oder Kokosnuss-Amino 2 Esslöffel

- o Chinesisches Fünf-Gewürze-Gewürz ½ Teelöffel
- o Geschnittene grüne Zwiebeln 2

Schritte der Vorbereitung

- o Legen Sie das Gestell für die Schweinerippchen in den langsamen Kocher. Möglicherweise muss das Gestell halbiert werden, damit es passt.
- o Fügen Sie die Zwiebeln, die Paste für den Knoblauch, die Paste für den Ingwer und die Brühe für das Fleisch hinzu. Wenn die Rippchen nicht vollständig bedeckt sind, fügen Sie ein wenig Brühe hinzu, bis sie bedeckt sind.
- o Abdecken und drei Stunden bei kleiner Flamme kochen.
- o Zum Warmhalten die Rippchen herausnehmen und in Folie einwickeln. Legen Sie diese auseinander.
- o Schieben Sie die Zwiebeln & Produkte aus dem Schongarer auf den Herd in eine saubere Pfanne. Mit einem Stabmixer gut pürieren (oder mit einer Küchenmaschine pürieren und auf den Herd in die Pfanne geben) und das chinesische 5-Gewürz und Tamari hinzufügen. Reduzieren Sie die Paste auf einer relativ hohen Flamme zu einer dichten und klebrigen Masse.
- o Schmecken Sie die Marinade ab und fügen Sie etwas Erythrit hinzu, wenn Sie denken, dass sie durch etwas mehr Zucker besser wird.
- o Die warmen Rippchen mit dieser Marinade bestreichen & mit Zwiebeln garnieren.

11. Keto gebackene Rippchen Rezept

Portion 2 | Gesamtzeit: 3hrs. 5 Min.

Kalorien: 580 | Fett: 51g | Nettokohlenhydrate: 5g | Eiweiß: 25g

Inhaltsstoffe

- o Baby-Rücken-Rippen 1 lb.
- o Apfelmus 2 Esslöffel
- o Glutenfreie Tamari-Sauce oder Kokosnuss-Amino 2 Esslöffel
- o Olivenöl 2 Esslöffel

- o Frischer Ingwer 1 Esslöffel
- o Knoblauchzehen 2
- o Salz & Pfeffer

Schritte der Vorbereitung

- o Heizen Sie den Ofen auf 275 F vor - stellen Sie ihn auf die Mindesttemperatur ein, wenn Ihr Ofen nicht bis zu diesem Punkt heruntergeht.
- o Würzen Sie die Rippchen mit Salz und Pfeffer und decken Sie sie fest mit Folie ab. Legen Sie das Produkt auf eine Auflaufform und backen Sie es drei Stunden lang bei niedriger Temperatur im Ofen.
- o Mischen Sie Olivenöl, Apfelmus, Tamari-Sauce, Ingwer und Knoblauch in einem Mixer, bis ein Püree entsteht.
- o Nehmen Sie die Rippchen nach drei Stunden aus dem Ofen und stellen Sie dann die Hitze im Ofen auf 450 F (230 C) oder gerade so hoch, wie der Ofen gehen kann.
- o Öffnen Sie die Folie vorsichtig, damit die Rippchen auf der Folie aufliegen können. Bestreichen Sie die Rippchen gut mit der Marinade, indem Sie einen Pinsel verwenden. Legen Sie die Rippchen in den Ofen und backen Sie sie 5-10 Minuten, bis sie von der Marinade klebrig werden.

12. Keto gebratenes Schweinefilet

Portion 2 | Gesamtzeit: 20 Min.

Kalorien: 389 Kcal | Fett: 23g | Net Carbs: 0g | Protein: 47g

Inhaltsstoffe

- o Schweinefilet 1 lb.
- o Salz & Pfeffer>> zum Abschmecken
- o Avocado- oder Kokosnussöl 2 Esslöffel

Schritte der Vorbereitung

o Brechen Sie das Schweinefilet in zwei-drei Stücke, damit es besser in die Bratpfanne passt.

o Geben Sie das Öl in die Bratpfanne und braten Sie das Schweinefilet zuerst auf einer Seite mit einer Zange an. Wenden Sie das Schweinefilet mit einer Zange, bis diese Seite gebraten ist, und braten Sie dann die andere Seite, bis beide Seiten gebräunt sind.

o Wenden Sie das Schweinefleisch weiterhin alle paar Minuten, bis das Fleischthermometer eine Innentemperatur von knapp unter 63 °C anzeigt. Da Sie es aus der Pfanne nehmen, beginnt das Schweinefleisch ein wenig zu kochen.

o Lassen Sie das Schweinefleisch ein paar Minuten ruhen und schneiden Sie es dann mit einem Messer in etwa einen Zentimeter dicke Scheiben.

13. Blumenkohl-Grütze mit Garnelen und Rucola

Portionen: 4 Ergibt | Gesamtzeit: 30 min

Kalorien: 122 kcal | Proteine: 16 g | Kohlenhydrate: 3 g | Fett: 5 g

Inhaltsstoffe

o Ein Pfund geschälte Garnelen

o Ein Esslöffel Paprika zerdrückt

o Zwei Teelöffel Knoblauchpaste

o Halber Teelöffel Cayennepfeffer

o Ein Esslöffel Olivenöl

o Salz und frisch gemahlener schwarzer Pfeffer

o Ein Esslöffel Butter

o Vier Tassen gewürfelter Blumenkohl

o Eine Tasse Milch

o Halbe Tasse zerbröckelter Ziegenkäse

o Salz und frisch gemahlener schwarzer Pfeffer

o Ein Esslöffel Olivenöl

o Drei gewürfelte Knoblauchzehen

o Vier Tassen Rucola

o Salz und schwarzer Pfeffer nach Belieben

Schritte der Vorbereitung

o Geben Sie die Garnelen in einen großen Plastik-Reißverschlussbeutel. Mischen Sie in einem mittelgroßen Behälter das Paprikapulver mit etwas Knoblauchpulver und dem Cayennepfeffer. Geben Sie die Mischung in den Krabbenbeutel und schwenken Sie sie gut, bis die Gewürze bedeckt sind. Stellen Sie die Mischung in den Kühlschrank, wenn Sie die Maisgrütze zubereiten.

o Schmelzen Sie die Butter in einem mittleren Topf bei mittlerer Hitze. Fügen Sie den Blumenkohlreis hinzu und kochen Sie ihn, bis etwas Feuchtigkeit entsteht, d. h. 2 bis 3 Minuten.

o Die Hälfte der Milch einrühren und zum Kochen bringen. Unter regelmäßigem Rühren kochen lassen, bis der Blumenkohl etwas Milch aufgesogen hat; dies geschieht in 6 bis 8 Minuten.

o Die restliche Milch einrühren und kochen, bis die Mischung dicht und glatt ist, 10 Minuten kochen. Mit Ziegenkäse mischen und dann mit etwas Salz und Pfeffer abschmecken. Halten Sie es warm.

14. Keto Chipotle Schweinefleisch Wraps

Portionen: 2 Ergiebigkeiten | Gesamtzeit: 15 min

Kalorien: 292 kcal | Proteine: 14 g | Kohlenhydrate: 37 g | Fett: 0 g

Inhaltsstoffe

o Halbe Avocado
o Zwei Esslöffel Mayonnaise
o Ein Limettensaftauszug
o Eine gehackte Knoblauchzehe
o Salz und Pfeffer nach Bedarf
o Wasser
o Ein Kopf Eisbergsalat
o Zwei Tassen Schweinefleisch
o Eine Avocado

Schritte der Vorbereitung

o Die Avocado zerdrücken und die Mayonnaise, den Knoblauch, den Limettensaft und etwas Salz und Pfeffer unterheben. Wenn die Aioli dünnflüssig sein soll, dann geben Sie ein wenig Wasser dazu, damit sie sich schnell beträufeln lässt.

o Legen Sie das Schweinefleisch in die Salattassen, bedecken Sie es mit der in Scheiben geschnittenen Avocado, beträufeln Sie es mit der Aioli und bedecken Sie es mit Koriander und etwas Limette.

15. Keto Italian Chicken Meal Prep Bowls

Portionen: 2 Ergiebigkeiten | Gesamtzeit: 15 min

Kalorien: 292 kcal | Proteine: 14 g | Kohlenhydrate: 37 g | Fett: 0 g

Inhaltsstoffe

o Ein Teelöffel Salz
o halber Teelöffel Pfeffer
o Zwei Teelöffel Basilikum
o Zwei Teelöffel Majoran
o Zwei Teelöffel Rosmarin
o Zwei Teelöffel Thymian
o Zwei Teelöffel Paprika
o Zwei Pfund Hähnchenbrüste ohne Knochen und Haut, in mundgerechte Stücke geschnitten
o Eineinhalb Tassen Brokkoli-Röschen
o Eine kleine rote gehackte Zwiebel
o Eine Tasse Tomate
o Eine mittelgroße Zucchini, gehackt
o Zwei Teelöffel gehackter Knoblauch
o Zwei Esslöffel Olivenöl
o Zwei Tassen gekochter Reis

Schritte der Vorbereitung

o Heizen Sie den Ofen auf 450F vor. Legen Sie dann das Backblech mit Alufolie aus und stellen Sie es beiseite.

o Geben Sie in einen kleinen Behälter etwas Salz, etwas Pfeffer, Majoran, etwas Rosmarin, Basilikum, Thymian und Paprika.

o Hähnchen und Gemüse in die Auflaufform geben. Sprühen Sie alle Gewürze und den Knoblauch gleichmäßig über das gesamte Hähnchen sowie das Gemüse. Dann mit etwas Olivenöl beträufeln.

o Nun knapp 15-20 Minuten backen, bis das Hähnchen richtig gar ist und das Gemüse schön knusprig ist.

o Braten Sie das braune Hähnchen für 1-2 Minuten.

o Geben Sie 1/2 oder 1 Tasse des gekochten Reises Ihrer Wahl in vier verschiedene Zubereitungsbehälter.

o Verteilen Sie Hähnchen und Gemüse gleichmäßig über den Reis.

o Bedecken Sie sie, und sie halten im Kühlschrank für 3-5 Tage, oder Sie können sie zum Abendessen servieren.

16. Cheeseburger-Salat-Wraps

Portionen: 1 | Gesamtzeit: 15 min

Kalorien: 556 kcal | Proteine: 33,6 g | Kohlenhydrate: 8,2 g | Fett: 42 g

Inhaltsstoffe

o Zwei Pfund Rinderhackfleisch

o Halber Teelöffel Salze

o Ein Teelöffel schwarzer Pfeffer

o Ein Teelöffel Oregano

o Sechs Scheiben amerikanischer Käse

o Zwei Köpfe Eisberg

o Zwei Tomaten gewürfelt

o Eine viertel Tasse leichte Mayo

o Drei Esslöffel Ketchup

o Ein Esslöffel Relish

o Salz und Pfeffer nach Bedarf

Schritte der Vorbereitung

o Erhitzen Sie zunächst den Grill oder die Pfanne bei mittlerer Temperatur.
o Geben Sie in einen großen Behälter etwas Rinderhackfleisch, etwas gewürztes Salz und Pfeffer und etwas Oregano.
o Teilen Sie nun die Mischung in sechs Teile und rollen Sie dann jeden davon zu einer Kugel. Drücken Sie jede Kugel nach unten, um einen Fladen zu formen.
o Legen Sie die Patties auf den Grill oder die Pfanne und garen Sie sie dann knapp 4 Minuten von beiden Seiten oder bis sie den gewünschten Geschmack erreicht haben. (Wenn Sie einen Grill verwenden, bereiten Sie nur 3 Minuten auf einmal vor, um Stau zu vermeiden).
o Legen Sie ein Stück Käse auf die gegrillten Burger. Legen Sie jeden Cheeseburger auf ein breites Kopfsalatblatt. Bedecken Sie es mit Aufstrich und einer Scheibe Tomate, etwas roter Zwiebel und was Sie wollen. Wickeln Sie den Salat darüber und essen Sie dann. Lassen Sie es sich schmecken!
o Geben Sie alle Komponenten des Brotaufstrichs in eine kleine Pfanne. Stellen Sie es in den Kühlschrank, bevor Sie es verwenden.

17. Klassische gefüllte Paprika

Portionen: 6 | Gesamtzeit: 1 Stunde 20 min

Kalorien: 376 kcal | Proteine: 16 g | Kohlenhydrate: 52 g | Fett: 12 g

Inhaltsstoffe

o Sechs Paprikaschoten
o Ein Pfund Rinderhackfleisch
o Eine gehackte Zwiebel
o Zwei gehackte Knoblauchzehen
o Drei Viertel Tasse gekochter Reis
o Ein Teelöffel Paprika
o Halber Teelöffel Oregano
o Halber Teelöffel Senfpulver

- o Halbe Tasse Petersilie
- o Salz und schwarzer Pfeffer
- o Halbe Tasse Jack-Käse

Schritte der Vorbereitung

- o Heizen Sie den Ofen auf 375 ° F vor. Geben Sie die Marinara-Sauce in die Mitte einer mittelgroßen Pfanne.
- o Schneiden Sie den Boden in jeder Paprika etwas ein, so dass er flach liegt. Brechen Sie die Oberseiten jeder Paprika ab und lösen Sie dann die Rippen und die Kerne und entsorgen Sie sie.
- o In einer mittelgroßen Schüssel Rindfleisch mit Zwiebel, Paprika, Oregano, Knoblauch, Reis, Senfpfeffer und etwas Petersilie und Salz vermengen
- o Laden Sie die Fleischmischung in jede der Paprikaschoten und füllen Sie sie bis oben hin auf. Schieben Sie die Paprikaschoten in die erhitzte Pfanne und legen Sie sie an den oberen Rand der Sauce.
- o Mit eineinhalb Teelöffeln Käse garnieren. Backen, bis die Paprikaschoten saftig sind und das Rindfleisch durchgebraten ist, 25 bis 30 Minuten. Sofort mit einem Schöpfer Sauce servieren.

18. Hähnchen Zitrone Kräuter Mediterraner Salat

Portionen: 1 | Gesamtzeit: 15 min

Kalorien: 336 kcal | Proteine: 24 g | Kohlenhydrate: 13 g | Fett: 21 g

Inhaltsstoffe

- o Zwei Esslöffel Olivenöl
- o Ein Zitronensaft-Extrakt
- o Zwei Esslöffel Wasser
- o Zwei Esslöffel Essig
- o Zwei Esslöffel Petersilie
- o Zwei Teelöffel Basilikum
- o Zwei Teelöffel gehackter Knoblauch

o Zwei Teelöffel Oregano

o Ein Teelöffel Salz

o Eine Paprika

o Hähnchenschenkelfilets ohne Knochen, ein Pfund

o Vier Tassen Römersalatblätter

o Eine gewürfelte Salatgurke

o Zwei Tomaten gewürfelt

o Eine rote Zwiebel gewürfelt

o Eine gewürfelte Avocado

o Ein Drittel Tasse zerfurchte Kalamata-Oliven

Schritte der Vorbereitung

o Mischen Sie in einem großen Behälter alle Komponenten der Marinade zusammen. Geben Sie die Hälfte der Marinade in eine große, flache Pfanne. Kühlen Sie die restliche Marinade für die weitere Verwendung als Topping.

o Geben Sie das Hähnchen in eine Schüssel mit etwas Marinade und marinieren Sie das Hähnchen 15-30 Minuten lang (und bis zu 2 Stunden im Kühlschrank, wenn es die Zeit erlaubt). Während Sie darauf warten, dass das Hähnchen mariniert wird, richten Sie alle Komponenten des Salats an und kombinieren Sie sie in einer großen Salatschüssel.

o Wenn das Hähnchen vorbereitet ist, erhitzen Sie 1 Esslöffel Olivenöl in einer Grillpfanne oder auf einem Grill bei mittlerer Hitze. Grillen Sie das Hähnchen von beiden Seiten, bis es goldbraun und vollständig gegart ist.

o Hähnchen 5 min ruhen lassen; schneiden und über den Salat geben. Mit dem übrig gebliebenen unveränderten Dressing beträufeln. Am Ende mit einer Zitronenscheibe servieren.

19. Keto BLT gefüllter Hähnchensalat Avocados

Portionen: 1 | Gesamtzeit: 30 min

Kalorien: 267 kcal | Proteine: 14 g | Kohlenhydrate: 13,6 g | Fett: 17 g

Inhaltsstoffe

- o Zwölf Scheiben Truthahnspeck
- o Eineinhalb Tassen geschreddertes Brathähnchen
- o Zwei Tomaten
- o Eineinhalb Tassen Hüttenkäse
- o Eine Tasse fein gehackter Salat
- o Drei Avocados

Schritte der Vorbereitung

- o Heizen Sie den Ofen auf die Temperatur von 400 Grad F vor.
- o Zwölf Scheiben Putenspeck auf ein mit Pergamentpapier ausgelegtes Backblech legen
- o Knapp 10 Minuten backen, dann umdrehen und die nächsten fünf Minuten backen, dann den Speck zum Abkühlen auf ein paar Blätter Küchenpapier streuen.
- o In der Zwischenzeit die Tomaten vierteln, mit den Fingerspitzen das gesamte Fruchtfleisch und die Kerne herauskratzen und in kleine Stücke brechen.
- o Schneiden Sie den Romana in kleine Stücke
- o Geben Sie in eine große Schüssel Fleisch, etwas Hüttenkäse, etwas Römersalat, einige Beeren und Putenspeck und kombinieren Sie alles miteinander.
- o Nach Belieben mit Salz und Pfeffer bestreuen.
- o Halbieren Sie die Avocados, schneiden Sie die Kerne heraus und würzen Sie sie dann vorsichtig mit etwas Salz und Pfeffer.
- o Schaufeln Sie (ungefähr) 1/6 des Hähnchensalats in jede Avocado. In das Loch, das durch den Kern entsteht, passt keine große Menge, also geben Sie eine gute Menge an den oberen Rand der Avocado.

20. Käsige Taco-Pfanne

Portionen: 6 Ergibt | Gesamtzeit: 30 min

Kalorien: 241 kcal | Proteine: 30 g | Kohlenhydrate: 9 g | Fett: 20 g

Inhaltsstoffe

- o Ein Pfund Rinderhackfleisch
- o Eine große gewürfelte gelbe Zwiebel
- o Zwei gewürfelte Paprikaschoten

- o Eine gewürfelte Tomate
- o Eine geraspelte große Zucchini
- o Taco-Würze
- o 3 Tassen Baby-Grünkohl
- o Eineinhalb Tassen geschredderter Cheddarkäse

Schritte der Vorbereitung

- o In einer breiten Pfanne das Rinderhackfleisch anbraten und ebenfalls gut zerkrümeln.
- o Lassen Sie das überschüssige Fett abtropfen.
- o Die Zwiebeln und die Paprika dazugeben und goldgelb braten.
- o Fügen Sie einige Dosentomaten, etwas Taco-Gewürz sowie ggf. Wasser für das Taco-Gewürz hinzu, um die Mischung gleichmäßig zu bedecken (bis zu 1 Esslöffel - die Tomatenflüssigkeit kann davon profitieren)
- o Tragen Sie das Grünzeug auf und lassen Sie es absolut verwelken.
- o Mischen Sie es fein.

21. Blumenkohl-Käse-Brotstangen

Portionen: 8 | Gesamtzeit: 43 min

Kalorien: 102 kcal | Proteine: 7,1 g | Kohlenhydrate: 1,1 g | Fett: 7,7 g

Inhaltsstoffe

- o Vier Tassen gewürfelter Blumenkohl
- o Vier Eier
- o Zwei Tassen Mozzarella
- o 3 Teelöffel Oregano
- o Vier gehackte Knoblauchzehen
- o Salz und Pfeffer nach Belieben
- o Eine Tasse Mozzarella-Käse

Schritte der Vorbereitung

o Heizen Sie zunächst den Ofen auf eine Temperatur von 425 ° F vor. Legen Sie zwei Pizzableche oder ein breites Backblech mit Pergamentpapier darauf.

o Achten Sie darauf, dass die Blumenkohlröschen fein geschnitten sind. Geben Sie die Röschen in die Küchenmaschine und schleudern Sie sie.

o Geben Sie den Blumenkohl in ein mikrowellengeeignetes Gefäß und decken Sie es mit einem Deckel ab. Erhitzen Sie ihn in der Mikrowelle für eine Dauer von 10 Minuten. Lassen Sie den Blumenkohl nur so lange abkühlen, bis kein Dampf mehr aus ihm aufsteigt. Geben Sie den Mikrowellen-Blumenkohl in eine breite Schüssel und geben Sie Oregano, 2 Tassen Mozzarella, Salz, Knoblauch und Pfeffer dazu. Alles untermischen.

o Teilen Sie den Teig in zwei Hälften und legen Sie jede Hälfte auf die vorbereiteten Backbleche und formen Sie die Brotstangen entweder zu einer Pizzakruste oder zu einer rechteckigen Form.

o Backen Sie die Kruste etwa 25 Minuten lang (noch nicht abdecken), bis sie weich und braun ist. Nicht erschrecken; die Kruste ist nicht durchweicht. Sobald die Kruste goldbraun ist, mit dem restlichen Mozzarella-Käse bestreuen und in den Ofen schieben und die nächsten fünf Minuten backen, bis der Käse geschmolzen ist.

o Starten Sie das Schneiden und Servieren.

22. Beladener Blumenkohl

Portionen: 4 | Gesamtzeit: 15 min

Kalorien: 298 kcal | Proteine: 7,4 g | Kohlenhydrate: 1,1 g | Fett: 24,6 g

Inhaltsstoffe

o Ein-Pfund-Blumenkohl

o 4 Unzen saure Sahne

o Eine Tasse geriebener Cheddar-Käse

o Zwei Scheiben Speck

o Zwei Esslöffel Schnittlauch

o Drei Esslöffel Butter

o Ein Viertel Teelöffel Knoblauchpaste

o Salz und Pfeffer nach Bedarf

Schritte der Vorbereitung

o Schneiden Sie den Blumenkohl in Form von Röschen und geben Sie ihn in eine geeignete Schüssel in der Mikrowelle. Fügen Sie fast 2 Teelöffel Wasser hinzu und tränken Sie ihn mit einer Folie, die klebt. Lassen Sie den Blumenkohl je nach Mikrowellengerät weitere 5-8 Minuten garen, bis er vollständig weich ist. Schütten Sie das überschüssige Wasser ab und lassen Sie sie ein paar Sekunden lang unbedeckt stehen. (Alternativ, bei der traditionellen Methode, kochen Sie den Blumenkohl. Nach dem Kochen müssen Sie eventuell ein wenig zusätzliches Wasser aus dem Inneren des Blumenkohls abgießen.

o Geben Sie den Blumenkohl in eine Küchenmaschine und verarbeiten Sie ihn, bis er weich ist. Geben Sie die Butter, die saure Sahne und das Knoblauchpulver hinzu und verarbeiten Sie den Blumenkohl, bis er die Konsistenz von Kartoffelpüree hat. Geben Sie den pürierten Blumenkohl in einen Topf und mischen Sie einen Großteil des Schnittlauchs unter, wobei Sie den Rest des scharfen Cheddarkäses hinzufügen und mit der Hand vermengen. Nach Belieben mit etwas Salz und Pfeffer bestreuen.

o Bedecken Sie den gefüllten Blumenkohl mit dem restlichen Käse, dem übrig gebliebenen Schnittlauch und etwas Speck. Um den Käse zu schmelzen, stellen Sie ihn in die Mikrowelle oder legen Sie den Blumenkohl noch ein paar Minuten unter den Griller.

23. Keto Gegrillter Thunfischsalat

Portionen: 2 | Gesamtzeit: 1 Stunde

Kalorien: 975 kcal | Proteine: 53 g | Kohlenhydrate: 9 g | Fett: 79 g

Inhaltsstoffe

o Zwei große Eier
o Acht Unzen Spargel
o Ein Esslöffel Olivenöl
o Acht Unzen frischer Thunfisch
o Vier Unzen Frühlingsmischung
o 4 Unzen Kirschtomaten
o Halbe rote Zwiebel

- o Zwei Esslöffel gehackte Walnüsse
- o Halbe Tasse Mayonnaise
- o Zwei Esslöffel Wasser
- o Zwei Teelöffel Knoblauchpaste
- o Salz und Pfeffer wurden benötigt

Schritte zur Vorbereitung

- o Sammeln Sie alle Dinge zur Vorbereitung.
- o Geben Sie das Wasser, das Knoblauchpulver, die Mayonnaise, das Salz und den Pfeffer zusammen in eine Schüssel, um das Dressing herzustellen. Mischen Sie es, bis es gut vermischt ist, und stellen Sie es beiseite.
- o Die Eier etwa 8-10 Minuten lang kochen. Schälen und halbieren Sie sie, bis sie abgekühlt sind.
- o Den Spargel putzen und in gleich lange Stücke teilen. Kochen Sie den Spargel in einer Pfanne.
- o Gießen Sie das Olivenöl auf die gleiche Weise zwischen beide Seiten des Thunfischs und braten Sie ihn auf beiden Seiten 3-5 Minuten lang. Nach Geschmack den Thunfisch mit Salz und Pfeffer bestreuen.
- o Geben Sie das Blattgemüse, die Kirschtomaten (halbiert), die Zwiebel und die Eier auf ein Tablett.
- o Schneiden Sie den gekochten Thunfisch in Stücke und legen Sie ihn darauf. Auf den Salat gießen Sie die Dressingsauce und streuen die gehackten Walnüsse darüber.

24. Cremige ketogene Taco-Suppe

Portionen: 4 | Gesamtzeit: 35 min

Kalorien: 345 kcal | Proteine: 21 g | Kohlenhydrate: 5 g | Fett: 27 g

Inhaltsstoffe

- o Sechzehn Unzen Rinderhackfleisch
- o Ein Esslöffel Olivenöl
- o Eine mittelgroße gewürfelte Zwiebel
- o Drei gehackte Knoblauchzehen

o Eine gewürfelte grüne Paprika

o Zehn Unzen Tomaten aus der Dose

o Eine Tasse schwere Sahne

o Zwei Esslöffel Taco-Gewürz

o Salz und Pfeffer nach Bedarf

o Zwei Tassen Rinderbrühe

o Eine mittelgroße gewürfelte Avocado

o Vier Esslöffel saure Sahne

o Vier Esslöffel Koriander

Schritte der Vorbereitung

o Sammeln Sie alle Vorräte. Würfeln Sie die Paprika und die Zwiebel lange im Voraus.

o Geben Sie das Olivenöl, die Zwiebel, das Hackfleisch und den Knoblauch in einen kleinen Topf bei mittlerer Hitze. Mit Salz und Pfeffer bestreuen, würzen.

o Kochen Sie es, bis das Rindfleisch goldbraun und die Zwiebel durchsichtig ist.

o Fügen Sie etwas Paprika, schwere Sahne, geschnittene Tomaten mit grünem Chili und Taco-Gewürz hinzu, bis das Rindfleisch goldbraun ist.

o Simmern Sie richtig zusammen, um zu gewährleisten, dass alle Produkte die Gewürze und Würze enthalten.

o Übertragen Sie das Wasser auf das Rindfleisch und bringen Sie die Suppe dann zum Köcheln. Verringern Sie die Hitze auf niedrig und köcheln Sie für fast 10-15 Minuten oder bis die Flüssigkeit reduziert ist und die Suppe nach dem gewünschten Geschmack zubereitet ist.   Wenn nötig, versuchen und Salz und Pfeffer hinzufügen.

o Fügen Sie die saure Sahne und die Koriander-Avocado zu den Portionen hinzu und garnieren Sie sie. Fügen Sie auch einen   Spritzer Limettensaft hinzu.

25. Keto Fischfrikadellen mit Dip-Sauce

Portionen: 6 | Gesamtzeit: 15 min

Kalorien: 69 kcal | Proteine: 53 g | Kohlenhydrate: 2,7 g | Fett: 6,5 g

Inhaltsstoffe

o Ein Pfund roher weißer Fisch ohne Gräten

- o 1 x 4 Tassen Koriander
- o Salz nach Bedarf
- o Chiliflocken nach Bedarf
- o Zwei Knoblauchzehen
- o Zwei Esslöffel Kokosnussöl
- o Zwei reife Avocados
- o Ein Zitronensaft-Extrakt
- o Zwei Esslöffel Wasser

Schritte der Vorbereitung

- o Geben Sie den Fisch, das Gemüse, den Knoblauch (falls verwendet), das Gewürz, den Chili und den Fisch in eine Küchenmaschine. Blitzen Sie, bis alles gleichmäßig vermischt ist.
- o Geben Sie das Kokosöl in eine breite Pfanne bei mittlerer bis hoher Hitze und rühren Sie die Pfanne um.
- o Ölen Sie die Hände ein und rollen Sie sechs Patties aus der Fischkombination aus.
- o In die heiße Bratpfanne geben und die Kuchen hinzufügen. Braten, bis sie leicht gebräunt und durchgebraten sind, auf beiden Seiten.
- o Während die Fischfrikadellen braten, geben Sie alle Bestandteile der Dip-Sauce (beginnend mit dem Zitronensaft) in einen Mixer und mixen sie gründlich, bis sie schaumig wird. Schmecken Sie die Mischung ab und geben Sie bei Bedarf weiteren Zitronensaft oder Salz hinzu.
- o Wenn die Fischfrikadellen gebacken sind, heiß mit der Dip-Sauce servieren.

26. Ketogenic Paleo Meat Ball für Mittagessen

Portionen: 3 | Gesamtzeit: 30 min

Kalorien: 475 kcal | Proteine: 61,3 g | Kohlenhydrate: 5,6 g | Fett: 21,7 g

Inhaltsstoffe

- o 1,5 Pfund Rinderhackfleisch
- o Zwei Esslöffel Ghee
- o Ein Esslöffel Apfelessig

o   Halber Teelöffel Pfeffer

o   Ein Teelöffel Salz

o   Gelbe gehackte Zwiebel

o   Zwei gehackte Knoblauchzehen

o   Eine viertel Tasse gehackter Rosmarin

Schritte der Vorbereitung

o   Beginnen Sie mit dem Vorheizen des Ofens auf die Temperatur von 350 Grad ° C.

o   Geben Sie alle Zutaten für die Frikadellen in eine Schüssel und mischen Sie sie, und wenn sie gut vermischt sind, verwenden Sie die Hände, um sie miteinander zu verbinden.

o   Legen Sie ein Backblech mit Pergamentpapier aus und formen Sie die Mischung zu kleinen Kugeln, wobei Sie pro Frikadelle etwa einen Esslöffel der Mischung verwenden.

o   Nun werden die Frikadellen eingewickelt und auf das Pergament gelegt. Backen Sie für fast 20 Minuten oder bis sie vollständig gebacken sind.

o   Heiß servieren oder abkühlen lassen und im Kühlschrank in einem luftdicht verschlossenen Glas aufbewahren.

27. Ketogenes mexikanisches Rinderhackfleisch

Portionen: 20 | Gesamtzeit: 3 Stunden 20 Minuten

Kalorien: 323 kcal | Proteine: 53 g | Kohlenhydrate: 7,3 g | Fett: 12,9 g

Inhaltsstoffe

o   Dreieinhalb Pfund kurze Rinderrippen

o   Zwei Teelöffel Kurkumapulver

o   Ein Teelöffel Salz

o   Halber Teelöffel Paprika

o   Zwei Teelöffel Kreuzkümmelpulver

o   Zwei Teelöffel Korianderpulver

o   Halbe Tasse Wasser

o   Eine Tasse Koriander, gehackt

Schritte der Vorbereitung

o Mischen Sie die getrockneten Zutaten in einem flachen Topf.

o Für einen Slow Cooker führen Sie die Short Ribs ein und bürsten jedes Stück vorsichtig in der Gewürzmischung.

o Bestreuen Sie die Rippen mit Korianderstielen und zusätzlichem Knoblauch. Wasser vorsichtig auftragen, ohne die Gewürze abzuschrubben.

o Bei niedriger Hitze 6-7 Stunden kochen, oder bis es auseinanderfällt. Prüfen Sie das Rindfleisch nach 6 Stunden und kochen Sie es weiter, wenn es nicht weich genug ist.

o Ggf. die Kochflüssigkeit in einer mittelgroßen Pfanne abgießen und bei mittlerer Flamme 15 Minuten einkochen lassen.

o Geben Sie die Flüssigkeit zurück in einen anderen Topf. Nehmen Sie das Steak heraus und schneiden Sie das Rindfleisch mit zwei Gabeln.

o Warm servieren mit Guacamole, tacoähnlichen Silberbeetblättern, Mais, Gurken, Bio-Koriander und grünen Bohnen.

28. Keto low carb pork & cashew stir fry

Gesamtzeit: 10 Min. | Portionen: 2 |

Kalorien: 403 kcal | Fett: 27g | Net Carbs: 12g | Protein: 28g

Inhaltsstoffe

o Avocadoöl 2 Esslöffel

o Geschnetzeltes Schweinefleisch ½ lb.

o Grüne Paprika in Scheiben geschnitten ½

o Rote Paprika in Scheiben geschnitten ½

o Geschnittene mittlere Zwiebel 1/4

o Cashews 1/3 c

o Frischer geriebener Ingwer 1 Esslöffel

o Gehackte Knoblauchzehen 3

o Chinesisches Chili-Öl 1 Teelöffel

o Sesamöl 1 Esslöffel

o Glutenfreie Tamari-Sauce oder Kokosnuss-Amino 2 Esslöffel

o Salz>> nach Geschmack

Schritte der Vorbereitung

o Geben Sie Avocado-Öl in eine Pfanne und kochen Sie das Schweinefleisch (falls es nicht gekocht wurde).

o Als Nächstes fügen Sie Zwiebeln, Paprika und Cashews hinzu, alles in Scheiben geschnitten.

o Anbraten, bis das Schweinefleisch vollständig gar ist. Dann Ingwer, Knoblauch, Tamari-Sauce, Chili-Öl, Sesamöl & Salz nach Geschmack untermischen.

29. Keto Schweinefleisch gefüllt mit Würstchen & Blumenkohlreis

Gesamtzeit: 30 Min. | 4 Portionen

Kalorien: kcal 473 | Fett: 24g | Netto-Kohlenhydrate: 3g |Protein: 57g

Inhaltsstoffe

o Avocadoöl 4 Esslöffel

o Gehackte Knoblauchzehen 2

o Kleiner Blumenkohl in kleine reisartige Partikel geschnitten ¼

o Gehackte Zwiebel 1 Esslöffel

o Gehackte rote Paprika 1 EL

o Gehackte Wurst ½

o Grüne Erbsen 1 Esslöffel

o Schweinefilet 1&1/2 lb.

o Salz & Pfeffer>> zum Abschmecken

Schritte der Vorbereitung

o Heizen Sie den Ofen auf 400 F (200 C) vor.

o Gießen Sie 2 Teelöffel Avocadoöl bei mittlerer Temperatur in eine breite Pfanne und geben Sie dann Knoblauch und Zwiebel hinzu. Braten Sie sie ein paar Minuten lang, bis die Zwiebel durchsichtig ist.

o Blumenkohl, Wurst und rote Paprika einrühren und zehn Minuten lang braten. Mit Salz & Pfeffer würzen.

o Schneiden Sie das Schweinefilet in Scheiben, um es der Länge nach zu öffnen, aber schneiden Sie nicht durch. Verwenden Sie einen Fleischklopfer, um das Fleisch zu klopfen, wenn Sie einen haben.

o Die Reismischung zur Hälfte über das Filet geben. Wickeln Sie das Fleisch ein und binden Sie es mit Bindegarn zusammen. (Verwenden Sie Cocktailspieße, um das Schweinefleisch zu schützen, wenn Sie keine Schnur haben).

o Schmelzen Sie in einer separaten Pfanne zwei Esslöffel Avocadoöl. Braten Sie das Schweinefilet auf beiden Seiten einige Minuten lang sanft an, bis es braun ist.

o Legen Sie Ihre gefüllten Schweinefilets auf das Backblech und lassen Sie sie mindestens dreißig Minuten lang unbedeckt dämpfen. Wenn Sie ein Fleischthermometer haben, sollte dieses 145 F anzeigen.

o Lassen Sie das Fleisch zehn Minuten ruhen, bevor Sie die Saiten abschneiden und in Scheiben schneiden.

30. Keto-Schweinefilet gefüllt mit Kohl

Gesamtzeit: 40 Min. | Portion: 4

Kalorien: 207 kcal | Fett: 12g | Net Carbs: 2g | Protein: 24g

Inhaltsstoffe

o Avocadoöl 2 Esslöffel
o Gewürfelte Zwiebel ¼
o Gewürfelter Kohl 1 c
o Gehackte Knoblauchzehen 2
o Salz & Pfeffer>> zum Abschmecken
o Schweinefilet 1 lb.

Schritte der Vorbereitung

o Heizen Sie den Ofen auf 400 F (200 C) vor.
o Geben Sie das Avocadoöl bei mittlerer Hitze in eine Pfanne und dünsten Sie den Kohl, die Zwiebeln und den Knoblauch an, bis der Kohl weich ist. Mit Salz und schwarzem Pfeffer abschmecken.

o Schneiden Sie das Filet der Länge nach auf, aber nicht ganz durch. Hämmern Sie das Schweinefilet damit zu einer großen flachen Scheibe (ca. 1/2 Zoll dick), wenn Sie einen Fleischklopfer haben.

o Legen Sie das flache Filet auf ein Schneidebrett und legen Sie das gebratene Kraut in die Mitte.

o Rollen Sie das Filet auf und umwickeln Sie es mit Bindfaden oder verwenden Sie Cocktailspieße zum Braten.

o Legen Sie es auf eine Auflaufform und lassen Sie es 40 Min. garen. Testen Sie, ob das Schweinefleisch eine Innentemperatur von 145 F erreicht.

31. Keto mariniertes Schweinefilet

Gesamtzeit: 20 Min. | 4 Portionen

Kalorien: 258 kcal | Fett: 19g | Netto-Kohlenhydrate: 1g | Eiweiß: 24g

Inhaltsstoffe

o Schneiden Sie in 2 lange Stücke von Schweinefilet 1lb.
o Olivenöl ¼ c
o Griechisches Gewürz 2 Esslöffel
o Rotweinessig 1 Esslöffel
o Zitronensaft 1 Esslöffel
o Salz & Pfeffer

für griechisches Gewürz:

o Knoblauchpulver 1 Teelöffel
o Getrockneter Oregano 1 Teelöffel
o Getrocknetes Basilikum 1 Teelöffel
o Getrockneter Rosmarin ½ Teelöffel
o Getrockneter Thymian ½ Teelöffel
o Getrockneter Dill ½ Teelöffel
o Zimt ½ Teelöffel
o Petersilie ½ Teelöffel
o Majoran ½ Teelöffel

Schritte der Vorbereitung

o Mischen Sie das Olivenöl, den Essig, den Zitronensaft und die Gewürze in einem großen Behälter mit Reißverschluss.

o Die 2 Stücke Schweinefilet in den Behälter geben und über Nacht im Kühlschrank marinieren.

o Legen Sie das Schweinefleisch bei mittlerer Hitze in eine Bratpfanne. Legen Sie das Schweinefleisch mit einer Seite ein und braten Sie es an. Wenden Sie das Schweinefleisch dann mit einer Zange, damit es auf jeder Seite gut gebräunt wird.

o Wenden Sie das Schweinefleisch weiter, bis die Innentemperatur 145 F/63 C erreicht (Kontrolle mit einem Fleischthermometer).

32. Keto-Kräuter-Schweinefilet

Gesamtzeit: 20 Min. | 2 Portionen

Gesamtzeit: kcal: 627 | Fett: 49g | Netto-Kohlenhydrate: 4g | Protein: 44g

Inhaltsstoffe

o Pinienkern 2 Esslöffel

o Gehackte Knoblauchzehen 3

o Frische Basilikumblätter 1 c

o Frische Petersilie ½ c + 2 Esslöffel

o Nährhefe 2 Esslöffel

o Olivenöl 5 Esslöffel

o Saft von 1 Zitrone

o Salz nach Geschmack

Für das Schweinefleisch

o Schweinefilet 14 oz

o Salz & gemahlener schwarzer Pfeffer

o Olivenöl 1 Esslöffel

o Reservierte Kräuterpaste 3 Esslöffel

Schritte der Vorbereitung

o Rösten Sie zunächst die Pinienkerne in einer schweren, trockenen Pfanne an, um die Kräuterpaste herzustellen. Nehmen Sie die knusprigen Pinienkerne heraus und geben Sie Knoblauch, Basilikum, Nährhefeflocken, frische Petersilie und Olivenöl in eine kleine Küchenmaschine. Kombinieren Sie, um eine perfekte Paste herzustellen, und schaben Sie dabei mehrmals über die Seiten des Behälters. Mit Salz und Zitronensaft abschmecken. An die Seite stellen.

o Ofen auf 410 ° F (210 ° C) für Schweinefleisch vorheizen.

o Würzen Sie das Schweinefilet auf beiden Seiten mit Salz und frisch gemahlenem schwarzen Pfeffer. Erhitzen Sie das Olivenöl in einer beschichteten Pfanne und braten Sie das Filet von beiden Seiten an. Nehmen Sie es vom Herd und lassen Sie es etwas abkühlen. Mit einem Spachtel oder einem dünnen Silikonspatel die aufbewahrte Kräuterpaste auf beiden Seiten über das Schweinefilet streichen, bis es kühl genug ist, um es zu bearbeiten. Legen Sie das Filet mit einem gut schließenden Deckel in eine Auflaufform und garen Sie es im Ofen für 12-15 Min. oder bis es nach Ihrem Geschmack gegart ist.

o Aus dem Ofen nehmen und abkühlen lassen, bevor es in Scheiben geschnitten und serviert wird. Bei Bedarf mit etwas zusätzlicher Kräuterpaste servieren.

33. Keto Basilikum Schweinefleisch Fettucine

Gesamtzeit: 15 Min. | Portionen: 3

Kalorien: 231 | Fett: 16g | Netto-Kohlenhydrate: 5g | Eiweiß: 16g

Inhaltsstoffe

o 5 Packungen Fettuccine Shirataki-Nudeln à 3 Unzen

o Kokosnussöl 2 Esslöffel

o Schweinefilet ½ lb.

o Salz & Pfeffer>> zum Abschmecken

o Lauch in Scheiben geschnitten 1

o Gehackte Knoblauchzehen 2

o Kokosnusscreme 4 Esslöffel

o Frische gehackte Basilikumblätter ¼ c

o Ein Schuss Hühnerbrühe

Schritte der Vorbereitung

- Heizen Sie den Ofen auf 400 F vor.

- Spülen Sie die Shirataki-Nudeln unter kaltem, fließendem Wasser ab und halten Sie sie in einem Topf mit leicht köchelndem Wasser auf einer Herdplatte warm.

- 1 EL Kokosöl in einer breiten Pfanne erhitzen und das Schweinefilet von beiden Seiten anbraten. Nehmen Sie das Schweinefleisch aus der Pfanne und würzen Sie es mit Salz und schwarzem Pfeffer. Schieben Sie das Schweinefleisch auf ein Backblech und geben Sie es für zehn Minuten in den Ofen. Herausnehmen, und dann ruhen lassen.

- Erhitzen Sie in der Zwischenzeit in derselben Pfanne das restliche Kokosöl, das Sie für das Schweinefleisch verwendet haben, und braten Sie den Lauch und den Knoblauch bei mittlerer Hitze, bis sie weich sind. Um die Mischung feucht zu halten, geben Sie einen Spritzer Hühnerbrühe hinzu. Tragen Sie die Kokosnusscreme & das Basilikum auf, sobald sie feucht sind.

- Die heißen Nudeln abgießen und in eine Schüssel geben. Löffeln Sie die Sauce mit dem Lauch darüber. Schneiden Sie das Schweinefleisch und legen Sie es oben auf die Sauce.

Kapitel 4: Keto-Dinner-Rezepte für Frauen über 50

Dies sind einige Keto Abendessen Rezepte für Frauen über 50. Diese Rezepte sind einfach, leicht, und erfüllen alle Anforderungen des Körpers, indem sie Sie gesund und fit halten.

1. Cremiges Huhn mit toskanischem Knoblauch

Portionen: 6 | Gesamtzeit: 25 min

Kalorien: 368 kcal | Proteine: 30 g | Kohlenhydrate: 7 g | Fett: 25 g

Inhaltsstoffe

o   Eineinhalb Pfund Hühnerbrüste ohne Knochen
o   Zwei Esslöffel Olivenöl
o   Eine Tasse Sahne
o   Eine halbe Tasse Hühnerbrühe
o   Ein Teelöffel Knoblauchpulver
o   Ein Teelöffel italienisches Gewürz
o   Halbe Tasse Parmesankäse
o   Eine Tasse Spinat, gehackt
o   Halbe Tasse Tomaten getrocknet

Schritte der Vorbereitung

o   Geben Sie Olivenöl in eine breite Pfanne und braten Sie das Hähnchen bei mittlerer bis hoher Hitze 3-5 Minuten pro Seite oder bis es rundherum golden ist und in der Mitte nicht mehr rosa ist. Nehmen Sie das Hähnchen heraus und legen Sie es auf einem Tablett beiseite.
o   Geben Sie etwas Hühnerbrühe, schwere Sahne, italienische Gewürze, Knoblauchpulver und Parmesankäse hinzu. Rühren Sie bei mittlerer bis hoher Hitze, bis sie zu verdicken beginnt. Fügen Sie den Spinat und die sonnengetrockneten

Tomaten hinzu und kochen Sie, bevor der Spinat anfängt zu welken. Geben Sie das Hähnchen in die Pfanne und gießen Sie es bei Bedarf über die Nudeln.

o   Mit einer Zitronenscheibe servieren.

2. Avocado Griechischer Salat

Portionen: 4 | Gesamtzeit: 15 min

Kalorien: 305 kcal | Proteine: 10 g | Kohlenhydrate: 12 g | Fett: 27 g

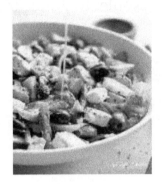

Inhaltsstoffe

o   1 x 4 Tassen Olivenöl

o   Zwei Esslöffel Essig

o   Ein Teelöffel Knoblauchpaste

o   Zwei Teelöffel getrockneter Oregano

o   Ein Viertel Teelöffel Salz

o   Eine große in Scheiben geschnittene Gurke

o   Vier keilförmig geschnittene Tomaten

o   Eine grüne Paprika in Scheiben geschnitten

o   Halbe rote Zwiebel in Scheiben geschnitten

o   200 g gewürfelter cremiger Feta-Käse

o   Halbe Tasse Oliven

o   Eine große gewürfelte Avocado

Schritte der Vorbereitung

o   Mischen Sie die Gewürze des Dressings im Glas zusammen.

o Kombinieren Sie alle Zutaten des Salats in einer Schüssel. Verteilen Sie das Dressing. Nur bei Bedarf mit etwas Salz würzen (je nachdem, wie salzig Ihr Feta-Käse ist). Streuen Sie nach Bedarf zusätzlich Oregano darüber. Beginnen Sie mit Huhn, Lamm, Rind, Fisch; die Auswahl ist unendlich!

3. Keto-Eier und Zoodles

Portionen: 2 | Gesamtzeit: 25 min

Kalorien: 633 kcal | Proteine: 20 g | Kohlenhydrate: 27 g | Fett: 53 g

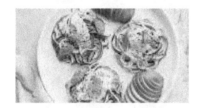

Inhaltsstoffe

o Antihaft-Spray

o Drei Zucchinis

o Zwei Esslöffel Olivenöl

o Eine Prise koscheres Salz und schwarzer Pfeffer

o Vier große Eier

o Rote-Pfeffer-Flocken

o Basilikum

o Zwei dünn geschnittene Avocados

Schritte der Vorbereitung

o Heizen Sie den Ofen auf 350 °C vor. Fetten Sie ein Backblech mit Antihaft-Spray leicht ein.

o Mischen Sie die Zucchini-Nudeln in einer breiten Pfanne mit dem Olivenöl. Mit dem Salz und dem Pfeffer abschmecken. In vier gleichmäßige Teile teilen, auf das Backblech geben und eine Nestform bilden.

o Knacken Sie das Ei gleichmäßig in die Mitte jedes Nests. Backen, bis die Eier fertig sind, etwa 9 bis 11 Minuten. Mit Salz und Pfeffer abschmecken, mit roten Paprikaflocken und Basilikum garnieren. Mit den Avocado-Scheiben servieren.

4. Käse und der Blumenkohl 'Breadsticks

Portionen: 4 | Gesamtzeit: 20 min

Kalorien: 200 kcal | Proteine: 12 g | Kohlenhydrate: 9 g | Fett: 14 g

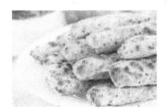

Inhaltsstoffe

o Ein Kopf Blumenkohl

o Zwei Knoblauchzehen

o Ein Drittel Tasse Mozzarella-Käse

o Ein Drittel Tasse Parmesankäse

o Zwei Eier

o Ein Eiweiß

o Ein Esslöffel Thymian

o Ein Esslöffel Rosmarin, gehackt

o Eine Prise koscheres Salz und schwarzer Pfeffer

o Zwei Esslöffel Olivenöl

Schritte der Vorbereitung

o Beginnen Sie mit dem Vorheizen des Ofens auf eine Temperatur von 425 ° F. Decken Sie ein Backblech mit Pergamentpapier ab.

o Mischen Sie den Blumenkohl in einer Schüssel der Küchenmaschine mit dem Knoblauch. Etwa drei Minuten lang pulsieren, bis der Blumenkohl wie ein feines Mehl zerkleinert ist. In einen breiten Pürierstab geben.

o Mischen Sie den Mozzarella, die Eier, den Thymian, den Parmesan, das Eiweiß und den Rosmarin unter den Blumenkohl, bis alles gut vermischt ist; fügen Sie Salz und Pfeffer hinzu.

o Verteilen Sie die Blumenkohlmischung in einem 1/2-Zoll-dicken Ring auf dem Backblech. Bestreichen Sie die Oberfläche mit dem Olivenöl. Backen, bis die Seiten knusprig und leicht goldbraun sind, 25 bis 30 Minuten lang.

o Vor dem Schneiden fünf Minuten abkühlen lassen und in den Stäbchen servieren können.

5. Regenbogen Abendessen Keto Huhn

Portionen: 4 | Gesamtzeit: 45 min

Kalorien: 394 kcal | Proteine: 39 g | Kohlenhydrate: 23 g | Fett: 16 g

Inhaltsstoffe

o Antihaft-Spray

o Ein Pfund Huhn

o Ein Esslöffel Sesamöl

o Zwei Esslöffel Sojasauce

o Zwei Esslöffel Honig

o Zwei gewürfelte rote Paprikaschoten

o Zwei gewürfelte gelbe Paprikaschoten

o Drei in Scheiben geschnittene Möhren

o Halber Brokkoli

o Zwei gewürfelte rote Zwiebeln

o Zwei Esslöffel Olivenöl

o Eine Prise koscheres Salz und schwarzer Pfeffer

o Eine viertel Tasse gehackte Petersilie

Schritte der Vorbereitung

o Heizen Sie zunächst den Ofen auf eine Temperatur von 400 ° F vor. Sprühen Sie ein Backblech leicht mit Antihaft-Spray ein.

o Legen Sie das Hähnchen auf dieses Backblech. Verrühren Sie in einer Schüssel das Sesamöl und die Sojasauce. Pinseln Sie die Paste gleichmäßig über das Hähnchen.

o Legen Sie die rote Paprika, die gelbe Paprika, das Gemüse, den Brokkoli und die rote Zwiebel auf ein Backblech. Das Olivenöl über das Gemüse träufeln und vorsichtig umrühren, um es zu beschichten, jetzt mit etwas Salz und Pfeffer würzen.

o Backen, bis das Gemüse weich ist und das Hähnchen 23 bis 25 Minuten lang durchgebraten ist. Die Mischung aus dem Ofen nehmen und mit Petersilie würzen.

6. Keto Abendessen Huhn Frikadellen

Portionen: 4 | Gesamtzeit: 45 min

Kalorien: 205 kcal | Proteine: 20 g | Kohlenhydrate: 3 g | Fett: 13 g

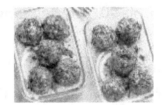

Inhaltsstoffe

o Ein Esslöffel Olivenöl

o Halbe gehackte rote Zwiebel

o 2 Esslöffel gehackter Knoblauch

o Ein Pfund gemahlenes Huhn

o Eine viertel Tasse gehackte frische Petersilie

o Ein Esslöffel Senfpaste

o Drei Viertel Teelöffel koscheres Salz

o Halber Teelöffel schwarzer Pfeffer

o Eine Dose Kokosnussmilch

o 1 und ¼ Tassen frische Petersilie gehackt

o Vier gehackte Frühlingszwiebeln

o Ein gehackter Knoblauch

o Schale und Saft einer Zitrone

o Eine Prise koscheres Salz und schwarzer Pfeffer

o Eine Prise rote Paprikaflocken

o Ein Rezept Blumenkohl-Reis

Schritte der Vorbereitung

o Beginnen Sie mit dem Vorheizen des Ofens auf 375 ° F. Legen Sie ein Backblech mit einer Alufolie aus und bestreichen Sie diese mit einem Antihaft-Kochspray.

o Erhitzen Sie das Olivenöl in einer mittelgroßen Pfanne bei mittlerer Hitze. Geben Sie die Zwiebel hinein und braten Sie sie ca. 5 Minuten lang an, bis sie weich ist. Geben Sie den Knoblauch hinzu und braten Sie ihn ca. 1 Minute lang an, bis er duftet.

o Bringen Sie den Knoblauch und die Zwiebel in eine mittelgroße Schüssel und lassen Sie sie mäßig abkühlen. Petersilie, Huhn und Senf unterrühren, Pfeffer und Salz einstreuen. Die Mischung zu 2-Esslöffel-Kugeln formen und auf das Backblech schieben.

o Backen Sie die Fleischbällchen 17 bis 20 Minuten lang, bis sie fest und durchgegart sind.

o Petersilie, Frühlingszwiebeln, Knoblauch, Kokosmilch, Zitronenschale und Zitronensaft in einem Gefäß der Küchenmaschine mischen und gründlich vermengen, mit Salz und schwarzem Pfeffer bestreuen.

o Sowohl die roten Paprikaflocken als auch die restliche Petersilie darüber streuen. Servieren Sie die Sauce über Blumenkohlreis.

7. Keto Abendessen Schweinefleisch Carnitas

Portionen: 4 | Gesamtzeit: 45 min

Kalorien: 205 kcal | Proteine: 20 g | Kohlenhydrate: 3 g | Fett: 13 g

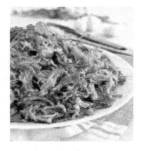

Inhaltsstoffe

- o Eine in Scheiben geschnittene weiße Zwiebel
- o Fünf gehackte Knoblauchzehen
- o Eine gehackte Jalapeño
- o Drei Pfund Schweineschulter (gewürfelt)
- o Eine Prise Salz und schwarzer Pfeffer
- o Ein Esslöffel Kreuzkümmel
- o Zwei Esslöffel frischer Oregano
- o Zwei Orangen
- o Eine Limette
- o Ein Drittel Tasse Hühnerbrühe

Schritte der Vorbereitung

- o Geben Sie die Zwiebel, den Knoblauch, den Jalapeno und das Schweinefleisch auf den Boden des Schongarers. Geben Sie Zimt, Oregano, Pfeffer und Kreuzkümmel nach Geschmack hinzu.
- o Verteilen Sie die Orangen und die Limettenschale über das Schweinefleisch. Halbieren Sie die Orangen und lassen Sie den Saft über das Schweinefleisch laufen. Gießen Sie auch die Brühe über das Schweinefleisch.
- o Setzen Sie den Deckel auf den langsamen Kocher und halten Sie die Hitze niedrig. Kochen Sie fast 7 Stunden lang oder bis das Fleisch weich ist und sich mit einer Gabel leicht zerteilen lässt.
- o Benutzen Sie zwei Gabeln, um das Rindfleisch zu zerkleinern. Das Schweinefleisch kann sofort serviert werden (wir mögen es in Tacos) oder in einem luftdicht verschlossenen Glas im Kühlschrank bis zu 5 Tage oder im Gefrierfach bis zu 1 Monat aufbewahrt werden.

8. Keto Butter Jakobsmuscheln Knoblauch und Steak

Portionen: 4 | Gesamtzeit: 45 min

Kalorien: 205 kcal | Proteine: 20 g | Kohlenhydrate: 3 g | Fett: 13 g

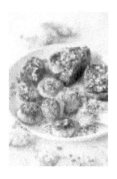

Inhaltsstoffe

o Zwei Rinderlendenfilets

o Eine Prise koscheres Salz und schwarzer Pfeffer

o Drei Esslöffel ungesalzene Butter

o Acht bis zehn große Jakobsmuscheln

o Drei gehackte Knoblauchzehen

o Sechs Esslöffel gewürfelte, ungesalzene Butter

o Zwei Esslöffel gehackte Petersilienblätter

o Zwei Esslöffel frischer Schnittlauch

o Ein Esslöffel Zitronensaft

o Zwei Teelöffel Zitronenschale

o Eine Prise koscheres Salz und schwarzer Pfeffer

Schritte der Vorbereitung

o Erhitzen Sie eine gusseiserne Pfanne auf mittlerer Flamme für zehn Minuten.

o Steak mit Papiertüchern von allen Seiten trocken tupfen; nach Belieben mit etwas Salz und Pfeffer würzen.

o 2 Esslöffel Butter schmelzen. Die Steaks in die Mitte der Pfanne legen und ca. 4-6 Min. braten, bis sich eine dicke Kruste gebildet hat. Mit einer Zange wenden und weitere fünf Minuten oder bis zum gewünschten Gargrad garen; die Pfanne beiseite stellen, locker abdecken.

o Während das Steak ruht, säubern Sie das Steak und erhitzen Sie den übrig gebliebenen einen Esslöffel Butter darin.

o Ziehen Sie den kurzen Seitenmuskel von den Jakobsmuscheln ab, reinigen Sie sie mit kaltem Wasser und trocknen Sie sie vollständig ab.

o Mit Salz und schwarzem Pfeffer würzen. In Runden arbeiten, die Jakobsmuscheln in einer Lage in die Pfanne geben und braten, einmal wenden, bis sie goldbraun und in der Mitte durchsichtig sind, etwa drei Minuten pro Seite. Beiseite stellen und warm stellen.

o Für die Knoblauchbuttersauce die Gesamthitze auf niedrig reduzieren; den Knoblauch zugeben und unter ständigem Rühren ca. 1 Minute köcheln lassen, bis er duftet. Butter, Schnittlauch, Zitronensaft, Petersilie und Zitronenschale unterrühren, jetzt mit Salz und Pfeffer abschmecken.

o Zum Schluss die Steaks und Jakobsmuscheln direkt mit der Knoblauchbuttersauce servieren.

9. Ketogener Blumenkohl Knusprig gewickelte Prosciutto-Häppchen

Portionen: 8-10 | Gesamtzeit: 45 min

Kalorien: 215 kcal | Proteine: 14 g | Kohlenhydrate: 5 g | Fett: 15 g

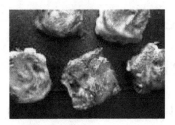

Inhaltsstoffe

o Ein kleiner Kopf Blumenkohl

o Halbe Tasse Tomatenmark

o Zwei Esslöffel Weißwein

o Halber Teelöffel schwarzer Pfeffer

o Eine halbe Tasse geriebener Parmesankäse

o Zwanzig Scheiben Prosciutto

o Sechs Esslöffel Olivenöl

Schritte der Vorbereitung

o Schneiden Sie den Boden des Blumenkohls und einige grüne Blätter ab. Teilen Sie den Blumenkohl in zwei Hälften und schneiden Sie die Hälfte in einen Zentimeter dicke Streifen. Teilen Sie die Scheiben in zwei oder drei Stücke, je nach Größe der Scheibe.

o Bringen Sie einen großen Topf mit Salzwasser zum Kochen. Blanchieren Sie den Blumenkohl im Wasser, bis er fast weich ist, 3 bis 5 Minuten lang. Nehmen Sie den Blumenkohl heraus und tupfen Sie ihn mit Hilfe von Papiertüchern trocken.

o Vermengen Sie in einer kleinen Tasse das Tomatenmark mit schwarzem Pfeffer und Weißwein. Schichten Sie 1 Teelöffel entlang jeder Seite des Blumenkohls, dann geben Sie 1 Teelöffel Parmesan darüber. Legen Sie vorsichtig eine Scheibe Prosciutto über jedes Stück Blumenkohl und halten Sie sie am Ende fest.

o Arbeiten Sie schubweise und erhitzen Sie zwei Teelöffel Olivenöl in einer breiten Pfanne bei mittlerer Hitze. Bringen Sie den Blumenkohl hinein und braten Sie ihn, bis der Prosciutto knusprig und golden ist, drei bis vier Minuten pro Seite. Dann wiederholen Sie den Vorgang mit etwas mehr Öl und Blumenkohl, bis alle Stücke gebraten sind. Lassen Sie ihn langsam abkühlen und servieren Sie ihn dann.

10. Ketogenes Brathähnchen-Rezept

Portionen: 12 | Gesamtzeit: 12 min

Kalorien: 308 kcal | Proteine: 40,4 g | Kohlenhydrate: 0,7 g | Fett: 14 g

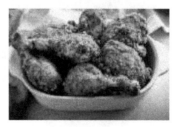

Inhaltsstoffe

o Vier Unzen Schweineschwarten

o Eineinhalb Teelöffel Thymian getrocknet

o Ein Teelöffel Meersalz getrocknet

o Ein Teelöffel schwarzer Pfeffer getrocknet

o Ein Teelöffel Oregano getrocknet

o Halber Teelöffel Knoblauchpulver getrocknet

o   Ein Teelöffel Paprika getrocknet

o   Zwölf Hähnchenkeulen und -schenkel

o   Ein Ei

o   2 Unzen Mayonnaise

o   Drei Esslöffel Senf

Schritte der Vorbereitung

o   Beginnen Sie mit dem Vorheizen des Ofens auf eine Temperatur von 400 Grad Fahrenheit.

o   Zerkleinern Sie die Schweineschwarten in Pulverform und lassen Sie sie in ein paar größeren Stücken stehen.

o   Mischen Sie die Schweineschwarten mit Thymian, Pfeffer, Oregano, Salz, Knoblauch und geräuchertem Paprika. Auf einem großen Teller zu einer dünnen Schicht ausbreiten.

o   Mischen Sie in einem großen Behälter Ei, Mayonnaise und Dijon-Senf. Tauchen Sie jedes Hähnchenstück in die Ei-Mayonnaise-Mischung und wickeln Sie es dann in die Schweineschwartenmischung, bis es dünn überzogen ist.

o   Legen Sie das Hähnchen auf ein Drahtgitter auf einem Backblech und backen Sie es dann für knapp 40 Minuten.

11. Griechischer Joghurt-Huhn-Paprika-Salat

Portionen: 6 | Gesamtzeit: 30 min

Kalorien: 116 kcal | Proteine: 7 g | Kohlenhydrate: 16 g | Fett: 3 g

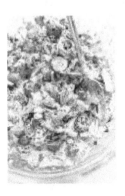

Inhaltsstoffe

o Zwei-Drittel-Tasse griechischer Joghurt

o Zwei Esslöffel Senfpaste

o Zwei Esslöffel Essig

o Eine Prise koscheres Salz und schwarzer Pfeffer

o Ein Drittel Tasse gehackte frische Petersilie

o Ein halbes kg gewürfeltes Hühnerfleisch

o Zwei geschnittene Stangen Staudensellerie

o Ein Bund geschnittene Frühlingszwiebeln

o Ein Pint Kirschtomaten

o Halbe gewürfelte Salatgurke

o Drei Paprikaschoten

Schritte der Vorbereitung

o In einer Schüssel griechischen Joghurt, Reisessig und Senf vermischen; Salz und Pfeffer hinzufügen. Legen Sie etwas Petersilie.

o Fügen Sie Huhn, Sellerie und drei - Viertel der Frühlingszwiebeln, und Gurken und Tomaten. Gut umrühren und mischen.

o Verteilen Sie den Hähnchensalat zwischen den Paprikaschoten.

Garnieren Sie die restlichen Frühlingszwiebeln, einige Tomaten und Gurken.

12. Einfaches Huhn Low Carb Rührbraten Rezept

Portion: 2 | Gesamtzeit: 12 Min.

Kalorien: 219 | Fett:10g | Net Carbs:5.5g | Protein:19g

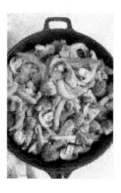

Inhaltsstoffe

- Sesamöl 1 Esslöffel
- Entbeinte & hautlose Hähnchenschenkel 2
- Gehackter frischer Ingwer 1 Esslöffel
- Glutenfreie Sojasauce 1/4 Tasse
- Wasser 1/2 Tasse
- Zwiebelpulver 1 Teelöffel
- Knoblauchpulver 1/2 Teelöffel
- Rote Paprikaflocken 1 Teelöffel
- Kristallzucker1 Esslöffel
- Xanthangummi 1/2 Teelöffel
- Beutelbrokkolimischung 2 gehäufte Tassen
- Gehackte Frühlingszwiebeln 1/2 Tasse

Schritte der Vorbereitung

- Schneiden Sie die Hähnchenschenkel in dünne Stücke/Streifen. Mischen Sie das Hühnerfleisch und den gehackten Ingwer im Speiseöl in einer großen Sauteuse für 2 bis 3 Min.
- Geben Sie Wasser, Sojasauce, Zwiebelpulver, Knoblauchpulver, rote Paprikaflocken, Zucker und Xanthan hinzu. Gut abnehmen und fünf Minuten lang köcheln lassen.
- Den Krautsalat und die Frühlingszwiebeln auftragen und ummanteln - zwei Minuten köcheln lassen.

13. Keto Asiago-Huhn mit Speck-Sahne-Soße

Portion: 4 | Gesamtzeit: 40 Min.

Kalorien 581 kcal | Fett:38g | Net Carbs:8g | Protein:49g

Inhaltsstoffe

- Hähnchenbrüste 1,5 lb.
- Pflanzenöl 1 1/2 Esslöffel
- Salz & Pfeffer
- Gehackte Knoblauchzehen 4
- Hühnerbrühe 1 Tasse

- Gekochter & gewürfelter Speck 8 Scheiben
- Geschnittene Zitrone 1/2
- Halb & halb 1 Tasse
- Geschredderter Asiago-Käse 1/2 Tasse
- Frische gehackte Petersilie 2 Esslöffel

Schritte der Vorbereitung

- Würzen Sie das Hähnchen auf jeder Seite gut mit Salz & Pfeffer. Erhitzen Sie das Pflanzenfett in der großen Pfanne. Braten Sie die Hähnchenbrüste bei mittlerer bis hoher Hitze etwa zwei Minuten pro Seite an, damit sie etwas braun werden. Garen Sie das Hähnchen nicht durch - es wird danach weiter gegart. Nehmen Sie das Hähnchen aus der Pfanne.
- Geben Sie den gehackten Knoblauch in die gleiche Pfanne. Bei mittlerer Hitze etwa dreißig Sekunden lang kochen und dabei den Boden der Pfanne abkratzen. Die Pfanne mit ein wenig Hühnerbrühe ablöschen. Verwenden Sie die restliche Brühe (insgesamt 1 Tasse).
- Geben Sie die Hälfte des Specks in die Hühnerbrühe.
- Geben Sie das Hähnchen zurück in den Topf, auf den Speck, sowie in die Hühnerbrühe. Legen Sie 5 dünne Zitronenscheiben quer über die Hühnerbrüste und kochen Sie das Huhn zugedeckt bei schwacher Hitze etwa zwanzig Minuten lang, bis das Huhn durchgegart und in der Mitte nicht mehr rosa ist.
- Nehmen Sie das Huhn aus der Pfanne, nachdem es vollständig gegart ist. Entfernen Sie die Zitronenscheiben aus der Pfanne. Es ist sehr wichtig, sie zu entfernen. Lassen Sie sie nicht in der Sauce liegen, sonst wird sie zu sauer. Geben Sie eine halbe Tasse in die Pfanne. Zum Kochen bringen und gut umrühren, vom Boden kratzen. Geben Sie 1/2 Tasse geschredderten Asiago-Käse hinzu und rühren Sie, bis er vollständig geschmolzen ist, etwa dreißig Sekunden.
- Zum Servieren etwas Sauce auf die Hähnchenbrüste geben und mit dem restlichen gehackten Speck und der gehackten Petersilie anrichten.

14. Ketogenes gegrilltes Hähnchen-Souvlaki mit Joghurtsoße

Für 4 Personen | Gesamtzeit: 2 Std. 10 Min. |

Kalorien: 192 | Fett:7g | Net Carbs:2.5g | Protein:27g

Inhaltsstoffe

- Hähnchenbrust (in Streifen geschnitten) 1 lb.
- Olivenöl 3 Esslöffel
- Zitronensaft 3 Esslöffel
- Rotweinessig 1 Esslöffel
- Frischer gehackter Oregano 1 Esslöffel
- Gehackter Knoblauch 4 Zehen
- Koscheres Salz 2 Teelöffel
- Gemahlener schwarzer Pfeffer 1/4 Teelöffel
- Getrockneter Thymian 1/2 Teelöffel

Für die Joghurtsauce

- Griechischer Joghurt 3/4 Tasse
- Zitronensaft 1 Teelöffel
- Gehackter Knoblauch 1 Teelöffel
- Frischer gehackter Oregano 1 Teelöffel
- Koscheres Salz 1/2 Teelöffel
- Kristallzucker 1/2 Teelöffel

Schritte der Vorbereitung

- Mischen Sie in einer kleinen, nicht reaktiven Schüssel das Olivenöl, den Saft der Zitrone, den roten Essig, den Knoblauch, den Oregano, den Pfeffer, das Salz und den getrockneten Thymian.
- Füllen Sie die Hähnchenstreifen in die Marinade und vermengen Sie sie gut, um sie zu bedecken.
- Im Gefrierschrank zugedeckt mindestens zwei Stunden marinieren.
- Nehmen Sie das Hähnchen aus der Marinade und fädeln Sie es auf Spieße (wenn Sie es verwenden).
- Erhitzen Sie den Grill und grillen Sie das Hähnchen etwa zwei Minuten auf jeder Seite, oder wenn es durchgebraten ist.

Für die Joghurtsauce:

o Mischen Sie alle Zutaten der Joghurtsauce und verrühren Sie sie gut. Würzen Sie sie mit Ihrer Vorliebe.

o Servieren Sie das heiße gegrillte Hähnchen dazu.

15. Low Carb Hähnchen Jalapeño Poppers

Portion 15 | Gesamtzeit: 30 Min.

Kalorien: 111 | Fett:9g | Net Carbs:1g | Protein:1g

Inhaltsstoffe

o Jalapenos groß 15
o Scharfer geschredderter Cheddarkäse 1 Tasse
o Erweichter Frischkäse 8 oz
o Geschreddertes & gehacktes gekochtes Huhn 2 Tassen
o Salsa Verde 1/3 Tasse
o Knoblauchpulver 1/2 Teelöffel
o Koscheres Salz 1/2 Teelöffel
o Cajun-Gewürz 1 Teelöffel
o Pulverisierte Schweineschwarten 1 Tasse
o Cajun-Gewürz 1/2 Teelöffel

Schritte der Vorbereitung

o Schneiden Sie von jeder Paprikaschote ein/drei Scheiben ab und löffeln Sie sie darin aus.

o Legen Sie die Paprika auf ein Tablett und lassen Sie sie in der Mikrowelle zwei Minuten lang weich werden.

o Mischen Sie in einer mittelgroßen Schüssel Frischkäse, Cheddar-Käse, Hähnchen/Pute, Salsa Verde, Knoblauchpulver, Salz und Cajun-Gewürz und mixen Sie alles, bis es vermengt und cremig ist.

o Löffeln Sie die Mischung in die Jalapeños.

o Mischen Sie das Schweineschwartenpulver & Cajun-Gewürz in einer kleinen Schüssel.

o Rollen Sie den Frischkäse-Teil der gefüllten Jalapeños schön in die Schwarten des Cajun-Schweins ein, bis sie bedeckt sind.

o Auf das Backblech legen.

o Zwanzig Minuten bei 400 Grad kochen, oder bis die Farbe goldbraun wird und Blasen wirft.

o Vor dem Servieren mindestens fünf Minuten lang abkühlen lassen.

16. Zitronenbutter-Hähnchen

Gesamtzeit: 50 Min. | Angabe: 8

Inhaltsstoffe

o Hähnchenschenkel 8 Knochen

o Geräucherter Paprika 1 Esslöffel

o Gemahlener schwarzer Pfeffer & koscheres Salz

o Geteilte ungesalzene Butter 3 Esslöffel

o Gehackter Knoblauch 3 Zehen

o Hühnerbrühe 1 Tasse

o Schlagsahne 1/2 Becher

o Frisch geriebener Parmesan 1/4 Tasse

o Zitronensaft 1

o Getrockneter Thymian 1 Teelöffel

o Gehackter Babyspinat 2 Tassen

Schritte der Vorbereitung

o Backofen auf 205 Grad C vorgeheizt.

o Hähnchenschenkel mit Salz, Paprika und Pfeffer bestreuen.

o Schmelzen Sie zwei Esslöffel Butter bei mittlerer Hitze in einer großen ofenfesten Pfanne. Legen Sie das Hähnchen mit der Hautseite nach unten hinein und braten Sie es auf jeder Seite an, bis es goldbraun ist, ca. 2 bis 3 Minuten auf jeder Seite; gießen Sie überschüssiges Fett ab und stellen Sie es beiseite.

o Den restlichen Esslöffel Butter in der Pfanne schmelzen. Den Knoblauch auftragen und unter ständigem Rühren ca. 1 bis 2 Min. kochen, dann Hühnerbrühe, Schlagsahne, Parmesan, Zitronensaft und Thymian einrühren.

o Zum Kochen bringen; die Hitze reduzieren, den Spinat einrühren und kochen, bis der Spinat ebenfalls verwelkt ist und die Sauce bereits leicht eingedickt ist, ca. 3 bis 5 Min.

o In den Ofen schieben und ca. 25 bis 30 Minuten rösten, bis sie gar sind, wobei eine Kerntemperatur von 75 Grad C erreicht werden sollte.

o So schnell wie möglich servieren.

17. Keto Huhn Low Carb Stir Fry.

Portionen: 4 | Gesamtzeit: 22 min

Kalorien: 116 kcal | Proteine: 28 g | Kohlenhydrate: 9 g | Fett: 7 g

Inhaltsstoffe

o Ein Viertel Olivenöl

o Ein Pfund Hähnchenbrust

o Halber Teelöffel Meersalz

o 1 x 4 Teelöffel Schwarzer Pfeffer

o Vier Knoblauch gehackt

o Sechs Unzen Brokkoli

o Eine rote Paprika

o Eine viertel Tasse Hühnerknochenbrühe

o Ein Pfund Blumenkohlreis

o Ein Viertel Kokosnuss-Aminos

o Ein Teelöffel Geröstetes Sesamöl

o Eine viertel Tasse grüne Zwiebeln

Schritte der Vorbereitung

o Erhitzen Sie 2 Esslöffel Olivenöl in einer großen Pfanne bei mittlerer Hitze. Geben Sie die Hähnchenstreifen hinein und würzen Sie sie mit Salz und Pfeffer. Nun 4-5 Minuten braten, dabei einmal wenden, bis das Hähnchen knusprig und gerade durchgebraten ist.

o Nehmen Sie das Hähnchen aus der Pfanne, stellen Sie es beiseite und decken Sie es zu, um es warm zu halten.

o Geben Sie die restlichen zwei Esslöffel (30 ml) Olivenöl in eine Pfanne. Fügen Sie den zerdrückten Knoblauch hinzu und braten Sie ihn dann etwa eine Minute lang an, bis er aromatisch ist.

o Fügen Sie den Brokkoli und die Paprika hinzu. Kochen Sie 3-4 Minuten, bis der Brokkoli beginnt, hellgrün zu werden, und die Paprika weich werden.

o Fügen Sie die Knochenbrühe hinzu. Zum Ablöschen den Boden der Pfanne abkratzen. Reduzieren Sie auf mittlere Temperatur. Die Pfanne abdecken und 3-5 Minuten köcheln lassen, bis der Brokkoli knackig ist.

o Kokosnuss-Aminos in die Pfanne geben, den Boden der Pfanne abkratzen und erneut ablöschen. Geben Sie das Hähnchen wieder in die Pfanne. Übertragen Sie den Reis auf den Blumenkohl.   Erhitzen Sie wieder auf mittlere bis hohe Stufe. Rühren Sie nun   3-4 Minuten, bis der Blumenkohl zart, aber nicht matschig ist, die meiste Flüssigkeit verdampft und das Hähnchen vollständig durchgegart ist.

o Vom Herd nehmen. Mit geröstetem Sesamöl bedecken. Bei Bedarf Salz und schwarzen Pfeffer hinzufügen. Nach Bedarf mit grünen Zwiebeln bedecken

18. Keto Tomate Huhn Zoodles

Portionen: 4 | Gesamtzeit: 20 min

Kalorien: 411 kcal | Proteine: 45 g | Kohlenhydrate: 11 g | Fett: 18,8 g

Inhaltsstoffe

o Kokosnuss Butter ½ Teelöffel

o Gewürfelte Zwiebel 1 Medium

o Hähnchenfilets 450- 500 g

o Knoblauchzehe, 1 gehackt

o Zucchinis zwei mittlere

o Zerkleinerte Tomaten 400 g

o Die Hälfte von 7-10 Kirschtomaten hacken

o Cashews 100 g

o Salz

o Oregano & Basilikum trocken
o Schwarzer Pfeffer

Schritte der Vorbereitung

o Erhitzen Sie eine breite Pfanne bei mittlerer Hitze. Geben Sie die Kokosnussbutter und die geschnittene Zwiebel hinzu. Kochen Sie sie etwa 30 Sekunden bis etwa 1 Minute lang. Seien Sie aufmerksam, damit Sie die Zwiebeln nicht rösten.
o Schneiden Sie das Hähnchen in 2 cm große Stücke.
o Hähnchen und Knoblauch in die Pfanne geben. Mit dem Basilikum, dem Oregano, Salz und schwarzem Pfeffer würzen. Braten Sie das Hähnchen für ca. 5-6 Minuten pro Seite.
o Spiralisieren Sie die Zucchini, wenn das Huhn gebraten wird. Schneiden Sie sie kurz, wenn sie gewünscht sind. Verwenden Sie den Gemüseschäler, um die Bänder aus den Zucchini zu formen.
o Die zerdrückten Tomaten hinzufügen und ca. 3-5 Minuten köcheln lassen.
o Kochen Sie die Cashews in einer anderen Pfanne goldbraun. Abschmecken und mit Paprika, etwas Kurkuma und Salz anpassen.
o Fügen Sie nun die spiralförmigen Zoodles und einige Kirschtomaten hinzu und bestreuen Sie sie nach Bedarf mit zusätzlichem Salz. Kochen Sie für die nächste 1 Minute und schalten Sie dann die Hitze aus.
o Servieren Sie nun die Hähnchen-Zoodles mit knusprigen Cashews und dem frischen Basilikum.

19. Huhn mit toskanischem Knoblauch

Portionen: 6 | Gesamtzeit: 25 min

Kalorien: 225 kcal | Proteine: 30 g | Kohlenhydrate: 7 g | Fett: 25 g

INHALTSSTOFFE

o ENTBEINTE HÜHNERBRÜSTE 1½ PFUND
o OLIVENÖL 2 ESSLÖFFEL
o SCHLAGSAHNE 1 BECHER
o HÜHNERBRÜHE 1/2 TASSE

- o KNOBLAUCHPULVER 1 TEELÖFFEL
- o ITALIENISCHES GEWÜRZ 1 TEELÖFFEL
- o PARMESANKÄSE 1/2 TASSE
- o GEHACKTER SPINAT 1 TASSE
- o GETROCKNETE TOMATEN 1/2 TASSE

SCHRITTE DER VORBEREITUNG

- o Geben Sie Olivenöl in eine breite Pfanne und braten Sie das Hähnchen bei mittlerer Hitze ca. 3-5 Minuten auf jeder Seite oder bis es auf jeder Seite braun wird und dann kochen, bis die Mitte nicht mehr rosa ist. Nehmen Sie das Hähnchen heraus und legen Sie es auf einem Tablett beiseite.
- o Geben Sie einen Teil der Hühnerbrühe, das Knoblauchpulver, die schwere Sahne, die italienischen Gewürze und auch etwas Parmesan hinzu. Auf mittlerer Flamme köcheln lassen, bis es eindickt. Fügen Sie den Spinat und die Tomaten hinzu und kochen Sie, bevor der Spinat matschig wird. Geben Sie das Hähnchen auf den Teller.
- o Über Nudeln servieren.

20. Pute und Paprika

Portionen: 4 | Gesamtzeit: 20 min

Kalorien: 230 kcal | Proteine: 30 g | Kohlenhydrate: 11 g | Fett: 8 g

Inhaltsstoffe

- o Salz 1 Teelöffel
- o Putenfilet 1 Pfund
- o Olivenöl 2 Esslöffel
- o Geschnittene Zwiebel ½ groß
- o Rote Paprika 1
- o Gelbe Paprika 1
- o Italienisches Gewürz ½ Teelöffel
- o Schwarzer Pfeffer ¼ Teelöffel
- o Essig 2 Teelöffel
- o Zerkleinerte Tomaten 14-ounce

o Petersilie und Basilikum zum Garnieren

Schritte der Vorbereitung

o Streuen Sie einen ½ Teelöffel Salz über den Truthahn. Erhitzen Sie 1 Esslöffel des Öls in einer breiten Antihaft-Pfanne bei mittlerer Hitze. Geben Sie fast die Hälfte des Truthahns hinein und braten Sie ihn dann 1 bis 3 Minuten lang, bis er am Rand goldbraun ist. Wenden und 2 Minuten weitergaren. Nun den Truthahn mit dem Pfannenwender auf das Blech nehmen und mit Folie abdecken, um ihn warm zu halten. Geben Sie den restlichen 1 Esslöffel Öl in die Pfanne, reduzieren Sie die Hitze auf niedrig und wiederholen Sie den Vorgang mit dem restlichen Truthahn für 1 bis 3 Minuten pro Seite.

o Die Zwiebel, die Paprika und den restlichen ½ Teelöffel Salz in die Pfanne geben und zugedeckt köcheln lassen, dann den Deckel abnehmen und oft umrühren, bis die Zwiebel und die Paprika weich und an den Stellen goldbraun sind, etwa 5 bis 7 Minuten.

o Setzen Sie den Deckel wieder auf, erhöhen Sie die Hitze auf fast mittelhoch, streuen Sie dann italienische Gewürze und Pfeffer darüber und braten Sie unter ständigem Rühren, bis die Kräuter duften, etwa 30 Sekunden lang. Nun den Essig zugeben und etwa 20 Sekunden lang kochen, bis er fast vollständig verdampft ist. Tomaten dazugeben und unter regelmäßigem Rühren zum Köcheln bringen.

o Geben Sie den Truthahn mit dem verbliebenen Bratensaft in die Pfanne und bringen Sie ihn zum Köcheln. Reduzieren Sie nun die Hitze auf mittel-niedrig und kochen Sie dann etwa 1 bis 2 Minuten lang, bis der Truthahn durch die Sauce hindurch heiß ist. Mit Petersilie und Basilikum garniert servieren, falls verwendet.

21. Ketogenes Ingwer-Butter-Huhn

Portionen: 4 | Gesamtzeit: 20 min

Kalorien: 293 kcal | Proteine: 29 g | Kohlenhydrate: 9 g | Fett: 17 g

Inhaltsstoffe

o Gewürfelte Hühnerbrust 1,5 Pfund
o Garam masala 2 Esslöffel

o Frischer Ingwer gerieben 3 Teelöffel
o Gehackter Knoblauch 3 Teelöffel
o Griechischer Joghurt 4 Unzen
o Kokosnussöl 1 Esslöffel
o Ghee 2 Esslöffel
o Zwiebel in Scheiben geschnitten 1
o Frischer Ingwer gerieben 2 Teelöffel
o Gehackter Knoblauch 2 Teelöffel
o Dose zerdrückte Tomaten 14,5 oz
o Gemahlener Koriander 1 Esslöffel
o Garam masala ½ Esslöffel
o Kreuzkümmel 2 Teelöffel
o Chilipulver 1 Teelöffel
o Schlagsahne ½ Tasse
o Salz
o Koriander

Anweisung

O Schneiden Sie das Hähnchen in 5 cm große Stücke und geben Sie es mit 2 Teelöffeln Garam Masala, einem Teelöffel gebratenem Ingwer und einem Teelöffel gehacktem Knoblauch in eine breite Schüssel. Fügen Sie den Joghurt hinzu und verrühren Sie ihn. In den Kühlschrank stellen und mindestens 30 Minuten lang abkühlen lassen.

O Geben Sie die Zwiebel, den Ingwer, den Knoblauch, die Gewürze und die zerdrückten Tomaten in einen Mixer und pürieren Sie sie, bis sie weich sind. Beiseite stellen

O 1 Esslöffel Öl in einer breiten Pfanne bei mittlerer Hitze erhitzen. Hähnchen und Marinade in die Pfanne geben, drei bis vier Minuten pro Seite anbraten. Nach dem Anbraten die Sauce zugeben und 5 bis 6 Minuten köcheln lassen.

O Mischen Sie die schwere Sahne und das Ghee ein und kochen Sie noch eine Minute weiter. Schmecken Sie das Salz ab und geben Sie bei Bedarf etwas mehr hinzu. Mit Koriander bedecken und bei Bedarf mit etwas Blumenkohlreis servieren.

22. Keto BLT Kopfsalat Wraps

Gesamtzeit: 25 Minuten | Portionen: 4

Kalorien: Kcal 368 | Fett: 30,8g | Net Carbs: 15,8g | Protein: 11,6g

Inhaltsstoffe

o Von 1 mittleren Kopf Buttersalat 8 Blätter, wie Bibb oder Boston
o Speck 6 Scheiben
o Mayonnaise 2 Esslöffel
o Fein geschnittener Schnittlauch 1 Esslöffel
o Frisch gepresster Zitronensaft 1 Esslöffel
o Schwarzer Pfeffer frisch gemahlen 1/8 Teelöffel
o Traubentomaten halb oder Pint Kirsche 1
o Gewürfelte Avocado 1 med

Schritte der Vorbereitung

o Stellen Sie ein Gestell im unteren Drittel des Ofens auf und heizen Sie es auf 400 ° F vor. Ein Backblech mit einer Alufolie oder Pergamentpapier auslegen.
o Legen Sie den Speck in einer Schicht auf das Backblech. 15 bis 20 Min. backen, bis er knusprig und goldbraun ist. Aus dem Ofen nehmen und abkühlen lassen. Alternativ können Sie in einem flachen Topf die Mayonnaise, den Zitronensaft, den Schnittlauch und den Pfeffer mischen und beiseite stellen.
o Bringen Sie den Speck auf ein Schneidebrett, bis er kalt ist, und hacken Sie ihn grob. Beladen Sie ein einzelnes Salatblatt mit Tomaten, Avocado und Speck. Mit dem Dressing beträufeln, dann servieren.

23. Chipotle-Avocado-Mayonnaise

Gesamtzeit: 5 Minuten | Portion 1

Kalorien Kcal 188 | Fett: 18,9g | Net Carbs: 5,8g | Protein: 1,4g

Inhaltsstoffe

o Mittlere Avocados 2 reife

- o Chipotle-Chili aus der Dose, fein gehackt, in Adobo-Sauce 1 Teelöffel
- o Dijon-Senf 1 Teelöffel
- o Zitronensaft frisch gepresst 1 Teelöffel
- o Koscheres Salz 1/2 Teelöffel
- o Olivenöl 1/4 Tasse

Schritte der Vorbereitung

- o Geben Sie die Chipotle-Chili, Avocados in Adobo-Sauce, Zitronensaft, Dijon-Senf und koscheres Salz in eine Mini-Küchenmaschine oder einen Mixer. Verarbeiten Sie es 30 bis 1 Minute lang, bis es glatt ist. Kratzen Sie die Schüssel oder den Krug von der Seite. Schalten Sie die Maschine ein und träufeln Sie nach und nach das Öl hinein. Etwa 1 Minute lang pürieren, bis die Masse glatt und emulgiert ist.

24. Keto Ei Abendessen Muffin s

Gesamtzeit:15 Minuten | Für 12 Muffins

Kalorien: Kcal 227 | Fett: 7,3g | Netto-Kohlenhydrate: 5,3g | Eiweiß: 11,7g

Inhaltsstoffe

- o Olivenöl oder Kochspray
- o Süßkartoffel geschreddert 1 1/2 Tassen
- o Cheddar-Käse geschreddert scharf 1 Tasse
- o Streifen Speck zuckerfrei, zerbröselt 6 gekocht
- o Große Eier 10
- o Koscheres Salz 1 Teelöffel
- o Schwarzer Pfeffer frisch gemahlen 1/4 Teelöffel

Schritte der Vorbereitung

- o Richten Sie eine mittlere Schiene im -Ofen und auf 400 ° F Hitze. Beschichten Sie ein normales Muffinblech mit 12 Vertiefungen großzügig mit Olivenöl oder Kochspray.

Verteilen Sie die in Scheiben geschnittene Süßkartoffel, den Speck und den Käse gleichmäßig in den Vertiefungen der Muffins.

o Geben Sie die Eier, Halb-&-Halb, Pfeffer und Salz in eine große Tasse und verquirlen Sie sie, bis die Eier gut eingearbeitet sind. Gießen Sie die Masse in die Vertiefungen der Muffins und füllen Sie sie jeweils zu 1/2 bis 3/4 auf.

o 12 - 14 Minuten backen, bis die Muffins fest sind und an den Rändern leicht braun werden. Die Form auf ein Gitterrost stellen und 2 - 3 Min. abkühlen lassen. Fahren Sie mit dem Buttermesser um die Auslösung der Muffins herum, bevor Sie die Tassen herausnehmen. Kalt oder warm servieren, vor dem Abkühlen oder Einfrieren unbedingt auf ein Drahtgitter stellen.

25. Avocado im Prosciutto-Wrap mit Rucola und Ziegenkäse

Gesamtzeit: 15 Minuten | Portionen 4

Kalorien: Kcal 295 | Fett: 23,1 | Netto-Kohlenhydrate: 9,6g | Eiweiß: 15,4g

Inhaltsstoffe

o Ziegenkäse frisch 4 Unzen
o Zitronensaft frisch gepresst 2 Esslöffel
o Schwarzer Pfeffer frisch gemahlen 1/2 Teelöffel
o Koscheres Salz 1/4 Teelöffel
o Prosciutto 8 dünne Scheiben
o Rucola 1 1/2 Tassen
o Dünn geschnittene Avocados reif mittel 2

Schritte der Vorbereitung

o Mischen Sie in einem flachen Topf den Ziegenkäse, Zitronensaft, Salz und Pfeffer, bis er glatt ist. Legen Sie Prosciutto-Stücke hinein. Legen Sie einzelne Prosciutto-Scheiben mit 2 - 3 Teelöffeln Ziegenkäsemischung aus. Teilen Sie den Rucola in den Prosciutto und legen Sie das Grünzeug auf ein Ende jedes Stücks. Bedecken Sie jeden Haufen Grünzeug in ähnlicher Weise mit 2-3 Scheiben Avocado. Arbeiten Sie mit einer Prosciutto-Scheibe nach der anderen und wickeln Sie sie dann zu einem kompakten Paket ein, beginnend mit der Avocado vom Ende her.

26. Knoblauchbutter Steak Bites

Gesamtzeit: 20 Minuten | Portionierung: 2-4

Kalorien: Kcal 748 | Fett: 61,9g | Netto-Kohlenhydrate: 1,4g | Eiweiß: 44,4g

Inhaltsstoffe

o Knoblauch 4 Nelken
o Schwarzer Pfeffer frisch gemahlen 1/2 Teelöffel
o Petersilienblätter frisch gehackt 1/4 Tasse
o Thick-cut Strip Steaks New York 2 Pfund
o Koscheres Salz 1/2 Teelöffel
o Ungesalzene Butter 8 Esslöffel

Schritte der Vorbereitung

o Hacken Sie 4 Knoblauchzehen. In eine Tasse geben und 1/2 Teelöffel schwarzen Pfeffer frisch gemahlen auftragen. Schneiden Sie, bis 1/4 Tasse frische Petersilienblätter vorhanden ist, dann in einen kleinen Topf verschieben. Schneiden Sie 2 Pfund Strip-Steak New York in 1-Zoll-Stücke, dann gelten 1/2 Teelöffel koscheres Salz zu würzen.
o Schmelzen Sie 8 EL ungesalzene Butter bei mittlerer bis hoher Hitze in einer großen Pfanne. Die Steakwürfel darin anbraten, bis sie gebräunt sind, dabei nach der Hälfte der Zeit wenden (6-8 Min.). Paprika und Knoblauch zugeben und weitere 1 Min. braten. Vom Herd nehmen und mit der Petersilie garnieren.

27. Pesto-Hähnchen mit geplatzten Kirschtomaten

Gesamtzeit: 25-30 Minuten | Für 4 Personen

Kalorien: Kcal 445 | Fett: 16,2g | Net Carbs: 8,2g | Protein: 63,6g

Inhaltsstoffe

o Traubentomaten oder Pints Kirschtomaten 2
o Olivenöl 1 Esslöffel

- Koscheres Salz 1/2 Teelöffel
- Schwarzer Pfeffer frisch gemahlen 1/4 Teelöffel
- Hähnchenbrüste ohne Knochen, ohne Haut 4
- Basilikum-Pesto 1/4 Tasse

Schritte der Vorbereitung

- Stellen Sie ein Gestell in die Mitte des Ofens und heizen Sie den Ofen auf 400 ° F auf.
- Legen Sie die Tomaten auf ein Backblech, das mit einem Rand versehen ist. Das Fett entfernen, mit Pfeffer und Salz würzen und mischen. Auf ein einzelnes Blech ausbreiten.
- Pat, das Huhn, vollständig trocknet es mit Papiertüchern. Mit Pfeffer und Salz würzen. Legen Sie das Hähnchen auf das Backblech in der Mitte. Verteilen Sie das Pesto auf jeder Hähnchenbrust (ca. 1 EL pro Stück), verteilen Sie es in einer dünnen Schicht, sodass jede Brust gleichmäßig und vollständig bedeckt ist.
- Braten, bis die Tomaten karamellisiert haben, und andere haben geplatzt und das Huhn gekocht und registriert 165 ° F, 25 - 30 Minuten, auf einem Thermometer. Servieren Sie das beträufelte Huhn und die Tomaten mit Pfannensäften.

28. Rührei mit Basilikum und Butter

Gesamtzeit: 10 Min. |Servierung 1

Kalorien: Kcal 641 | Fett:59g |Net Carbs:3g | Protein:26g

Inhaltsstoffe

- Butter 2 Esslöffel
- Eier 2
- Schwere Schlagsahne 2 Esslöffel
- Gemahlener schwarzer Pfeffer & Salz
- Geschredderter Käse 2 oz
- Frisches Basilikum 2 Esslöffel

Schritte der Vorbereitung

- Schmelzen Sie die Butter bei schwacher Hitze in einem Kochtopf.

- o Geben Sie aufgeschlagene Eier, geriebenen Käse, Sahne und Gewürze in eine kleine Tasse. Verquirlen Sie es kurz und geben Sie es in den Kochtopf.
- o Mit einem Spatel von der Seite zur Mitte schieben, bevor die Eier rührend sind. Wenn Sie fluffig und weich sein möchten, rühren Sie auf niedrigerer Stufe bis zur gewünschten Konsistenz.

29. Keto Meeresfrüchte Spezial Omelett

Gesamtzeit: 20 Min. | 2 Portionen

Kalorien: Kcal 872 | Fett:83g | Net Carbs:4g | Protein:27g

Inhaltsstoffe

- o Olivenöl 2 Esslöffel
- o Gekochte Garnelen 5 oz
- o Rote Chilischote 1
- o ½ Teelöffel Fenchelsamen oder gemahlener Kreuzkümmel
- o Mayonnaise ½ Tasse
- o Frischer Schnittlauch 1 Esslöffel
- o Eier 6
- o Olivenöl 2 Esslöffel
- o Salz & Pfeffer

Schritte der Vorbereitung

- o Heizen Sie den Broiler vor.
- o Braten Sie die Meeresfrüchte- oder Garnelenmischung in Olivenöl mit dem gehackten Knoblauch, Chili, Kreuzkümmel, Fenchelsamen, Salz und Pfeffer an.
- o Auf die abgekühlte Meeresfrüchte-Mischung Mayo und Schnittlauch auftragen.
- o Die Eier verquirlen, mit Salz & Pfeffer würzen und in einer beschichteten Pfanne mit Butter oder Öl braten.
- o Wenn das Omelett fast voll ist, die Meeresfrüchte-Mischung auftragen. Falten. Reduzieren Sie die Hitze und lassen Sie es vollständig fest werden. Servieren.

30. Keto Spiegeleier

Gesamtzeit: 10 Min. | 4 Portionen

Pro Portion: Kcal 226, Fett:20g, Netto-Kohlenhydrate:1g Protein:11g

Inhaltsstoffe

- o Butter 4 Esslöffel
- o Eier 8
- o Salz & Pfeffer

Schritte der Vorbereitung

- o Erhitzen Sie Kokosöl oder Butter bei mittlerer Hitze in einer Bratpfanne.
- o Schlagen Sie die Eier direkt in den Kochtopf. Für Spiegeleier lassen Sie die Eier auf einer Seite braten. Decken Sie den Topf mit einem Deckel ab, um sicherzustellen, dass sie auf der Oberseite gebraten werden. Bei leicht gekochten Eiern wenden Sie die Eier nach ein paar Minuten und kochen sie dann weiter.
- o Mit Salz & Pfeffer würzen.

31. Keto-Ei-Butter mit geräuchertem Lachs und Avocado

Gesamtzeit: 20 Min. | 2 Portionen

Kalorien: 1148, Fett:112g, Netto-Kohlenhydrate:5g Protein:26g

Inhaltsstoffe

- o Eier 4
- o Meersalz ½ Teelöffel
- o Gemahlener schwarzer Pfeffer ¼ Teelöffel
- o Butter 5 oz
- o Avocados 2
- o Olivenöl 2 Esslöffel
- o Gehackte frische Petersilie 1 Esslöffel
- o Geräucherter Lachs 4 oz

Schritte der Vorbereitung

- Geben Sie die Eier vorsichtig in einen Topf. Mit kälterem Wasser bedecken und ohne Deckel auf den Herd stellen. Bringen Sie das Wasser zum Kochen.
- Hitze reduzieren und 7-8 Min. köcheln lassen, aus dem erwärmten Wasser. Die Eier herausnehmen und zum Abkühlen in eine eiskalte Schüssel geben.
- Schälen und hacken Sie die Eier vollständig. Vermengen Sie die Eier mit der Butter mit einer Gabel. Mit Pfeffer, Salz und anderen Gewürzen Ihrer Wahl würzen
- Servieren.

32. Ketogenic Schalotten Ei Muffins

Gesamtzeit: 25 Min. | für 6 Personen

Kalorien: Kcal 336, Fett:26g, Netto-Kohlenhydrate:2g Protein:23g

Inhaltsstoffe

- Fein gehackte Frühlingszwiebeln 2
- Gehackte luftgetrocknete Chorizo 5 oz.
- Eier 12
- Salz & Pfeffer
- Geschredderter Käse 6 oz

Schritte der Vorbereitung

- Heizen Sie einen Backofen auf 175 ° C (350 ° F) vor.
- Legen Sie ein antihaftbeschichtetes Muffinblech mit einsteckbaren Backformen aus bzw. fetten Sie eine gebutterte Silikonmuffinform ein.
- Verteilen Sie die Chorizo und die Frühlingszwiebeln auf dem Blechboden.
- Die Eier mit dem Pesto, Pfeffer und Salz verrühren, dann den Käse einarbeiten und vermengen.
- Gießen Sie den Teig über die Frühlingszwiebeln und die Chorizo.
- Backen Sie die Muffinform für 15-20 Min., je nach Maßstab.

33. Keto-Spiegeleier mit Grünkohl und Schweinefleisch

Gesamtzeit:20 Min./2 Portionen

Kalorien: Kcal 1033, Fett:99g, Netto-Kohlenhydrate:8g Protein:26g

Inhaltsstoffe

o Grünkohl ½ lb.

o Butter 3 oz

o Geräucherter Schweinebauch 6 oz

o Gefrorene Preiselbeeren 1 Unze

o Pekannüsse 1 oz.

o Eier 4

o Salz & Pfeffer

Schritte der Vorbereitung

o Hacken und schneiden Sie den Grünkohl in breite Quadrate. Schmelzen Sie 2/3 der Butter in der Pfanne und braten Sie den Grünkohl schnell bei hoher Hitze, bis die Seiten leicht gebräunt sind.

o Nehmen Sie den Grünkohl aus der Bratpfanne und legen Sie ihn beiseite. Braten Sie den Speck oder Schweinebauch in der Pfanne, bis er knusprig ist.

o Reduzieren Sie die Hitze. Den gebratenen Grünkohl wieder in den Topf geben und die Nüsse und Cranberries hinzufügen. Herausnehmen, bis er weich ist

o Drehen Sie die Flamme auf den Rest der Butter und braten Sie die Eier. Fügen Sie Salz und Pfeffer hinzu. Setzen Sie zwei gebratene Eier für jeden Teil der Grüns und servieren.

34. Keto Croque Monsieur

Gesamtzeit: 20 Min. | 2 Portionen

Kalorien: Kcal 1083, Fett:92g, Netto-Kohlenhydrate:8g Protein:54g

Inhaltsstoffe

o Hüttenkäse 8 oz

o Eier 4

o Schalenpulver gemahlener Flohsamen 1 Esslöffel

o Butter 4 Esslöffel

- o Deli-Schinken 51/3 oz
- o Cheddar-Käse 51/3 oz
- o Kopfsalat 3½ oz.
- o Olivenöl 4 Esslöffel
- o Rotweinessig ½ Esslöffel
- o Salz & Pfeffer

Schritte der Vorbereitung

- o Verquirlen Sie die Eier in einer Schüssel. Hüttenkäse unterrühren. Geben Sie beim Rühren gemahlenes Flohsamenschalenpulver dazu, um es klumpenfrei und gleichmäßig einzuarbeiten. Lassen Sie die Mischung fünf Minuten ruhen, bis sich der Teig gebildet hat.
- o Stellen Sie die Bratpfanne auf mittlere Hitze. Geben Sie eine große Menge Butter darauf und braten Sie den Teig wie kleine Pfannkuchen auf jeder Seite ein paar Minuten lang, bis sie braun sind.
- o Erstellen Sie ein Sandwich zwischen den beiden warmen Pfannkuchen mit Käse und Schinkenscheiben. Fügen Sie fein gewürfelte Zwiebeln hinzu.
- o Waschen und schneiden Sie den Kopfsalat. Geben Sie Öl, Essig, Salz und Pfeffer in eine klare Vinaigrette.

35. Veggie-Keto-Rührei

Gesamtzeit: 20 Min. | Servierung 1

Kalorien: Kcal 415, Fett:31g, Netto-Kohlenhydrate:4g Protein:28g

Inhaltsstoffe

- o Butter 1 Esslöffel
- o Champignons in Scheiben geschnitten 1 oz.
- o Eier 3
- o Gewürfelte rote Paprikaschoten 1 Unze
- o Gemahlener schwarzer Pfeffer & Salz
- o Geriebener Parmesankäse 1 Unze
- o Gehackte Frühlingszwiebel ½

Schritte der Vorbereitung

o Erhitzen Sie die Butter bei mittlerer Hitze in einer breiten Bratpfanne. Fügen Sie die in Scheiben geschnittenen Pilze, die gewürfelte rote Paprika und Salz hinzu und braten Sie sie, bis sie weich sind.

o Geben Sie die Eier direkt in den Topf und verrühren Sie sie schnell, damit sie gut eingearbeitet werden.

o Übertragen Sie den Spatel, um große, weiche Quarkstücke über den Boden und den Rand der Pfanne zu erzeugen. Kochen Sie, bis kein klares flüssiges Ei mehr übrig ist.

o Geben Sie das Rührei mit Frühlingszwiebeln und geriebenem Parmesan darauf.

36. Keto Abendessen Chaffeln

Zeit: 25 Min. | 4 Portionen

Kalorien: Kcal 599, Fett:50g, Netto-Kohlenhydrate:4g Protein:32g

Inhaltsstoffe

o Eier 4

o Geschredderter Cheddarkäse 8 oz

o Gehackter frischer Schnittlauch 2 Esslöffel

o Salz & Pfeffer

Toppings

o Eier 4

o Speck in Scheiben geschnitten 8

o Kirschtomaten in Scheiben geschnitten 8

o Baby-Spinat 2 oz

Schritte der Vorbereitung

o Heizen Sie das Waffeleisen auf.

o Legen Sie die Speckscheiben in eine große, unbeheizte Bratpfanne und erhöhen Sie die Temperatur auf mittlere Hitze. Braten Sie den Speck ca. 8-12 Min. unter regelmäßigem Wenden, bis er knusprig ist.

o Stellen Sie sie zum Abkühlen beiseite, während Sie die Chaffeln auf einem Papiertuch garen.

o Geben Sie alle Zutaten für Ihre Waffel in eine Rührschüssel und schlagen Sie sie zusammen.

o Reiben Sie das Waffeleisen leicht an und löffeln Sie die Mischung gleichmäßig auf die untere Fläche und verteilen Sie sie, um ein gleichmäßiges Ergebnis zu erzielen.

o Schließen Sie das Waffeleisen und kochen Sie die Waffeln entsprechend dem Waffeleisen für ca. 6 Minuten.

o Schlagen Sie die Eier im Speckfett in der Pfanne auf, während die Chaffeln erhitzt werden, und kochen Sie sie weich, bis sie fertig sind.

o Mit Rührei und Babyspinat, Speckstreifen und Kirschtomaten auf jeder Chaffelseite servieren.

Kapitel 5: Keto Snacks Rezepte für Frauen über 50

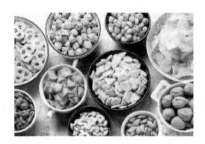

1. Keto Tortilla Chips

Portionen: 10 Chips | Gesamtzeit: 40 min

Kalorien: 198 kcal | Proteine: 11 g | Kohlenhydrate: 4 g | Fett: 16 g

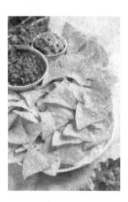

Inhaltsstoffe

o   geschredderter Mozzarella 2 Tassen

o   Mandelmehl 1 Tassen

o   koscheres Salz 1 Teelöffel

o   Knoblauchpulver 1 Teelöffel

o   Chilipulver halber Teelöffel

o   Schwarzer Pfeffer

Schritte der Vorbereitung

o   Heizen Sie den Ofen auf 350 ° F vor. Legen Sie zwei große Backbleche mit Pergamentpapier aus.

o   Schmelzen Sie den Mozzarella in einem mikrowellensicheren Gefäß, etwa 1 Minute und 30 Sekunden. Fügen Sie Mandelmehl, Zimt, Knoblauchpulver, Chilipulver und einige

Spritzer schwarzen Pfeffer hinzu. Kneten Sie den Teig mit den Händen ein paar Mal, bis die Kugel glatt ist.

o Legen Sie den Teig zwischen die beiden Blätter des Pergamentpapiers und rollen Sie ihn dann zu einem 1/8 "breiten Rechteck aus. Brechen Sie den Teig mit einem Messer in Dreiecke.

o Verteilen Sie die Pommes frites auf die ausgelegten Backbleche und backen Sie sie 12 bis 14 Minuten lang, bis die Seiten knusprig sind und beginnen, knusprig zu werden.

2. Ketogene Avocado-Chips

Portionen: 6 Chips | Gesamtzeit: 30 min

Kalorien: 171 kcal | Proteine: 7 g | Kohlenhydrate: 6 g | Fett: 16 g

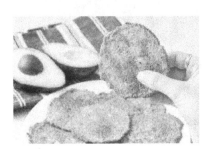

Inhaltsstoffe

o Reife Avocado 1 groß

o Frisch geriebener Parmesan 3/4 Tasse.

o Zitronensaft 1 Teelöffel

o Knoblauchpulver halber Teelöffel

o Italienisches Gewürz halber Teelöffel

o Eine Prise koscheres Salz

o Schwarzer Pfeffer

Schritte der Vorbereitung

o Heizen Sie zunächst den Ofen auf 325 ° f vor und legen Sie dann zwei Backbleche mit Pergamentpapier aus. In einer mittelgroßen Schüssel die Avocado mit einer Gabel zerdrücken, bis sie glatt ist. Rühren Sie den Parmesan, etwas Zitronensaft, etwas Knoblauchpulver und auch die italienischen Gewürze ein. Mit Salz und Pfeffer abschmecken.

o Legen Sie die teelöffelgroßen Teigkugeln auf das Backblech und lassen Sie zwischen den Kugeln einen Abstand von etwa 3". Drücken Sie jede Schaufel mit dem Holzlöffel oder einer Tasse auf 3 "Breite aus. Backen Sie sie nun etwa 30 Minuten lang, bis sie knusprig und golden sind, und lassen Sie sie dann auf Zimmertemperatur abkühlen. Servieren Sie sie bei Zimmertemperatur.

o

3. Ketogene Nacho-Käse-Chips

Portionen: 9 Chips | Gesamtzeit: 1 Std. min

Kalorien:99   kcal | Proteine: 6 g | Kohlenhydrate:1,3 g | Fett: 7 g

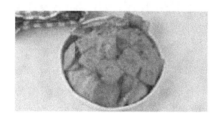

Inhaltsstoffe

o Cheddar in Scheiben geschnitten 8-oz.
o Taco-Gewürz 2 Teel.

Schritte der Vorbereitung

o Heizen Sie zunächst den Ofen auf 250° vor und legen Sie dann ein Backblech mit Pergamentpapier aus. Schneiden Sie nun die Käsescheiben in etwa 9 Quadrate und geben Sie diese in eine mittelgroße Schüssel. Fügen Sie nun das Taco-Gewürz hinzu.
o Legen Sie die Käsescheiben auf das vorbereitete Backblech. Nun backen Sie sie knusprig und goldbraun, ca. 40 Minuten lang. Lassen Sie sie 10 Minuten abkühlen und nehmen Sie sie dann vom Pergamentpapier ab.

4. Ketogenic Kokosnuss Vanille Eiscreme

Portionen: 3 | Gesamtzeit: 10 min

Kalorien: 347 kcal | Proteine: 2 g | Kohlenhydrate: 3 g | Fett: 36 g

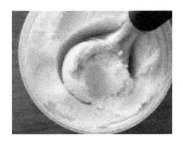

Inhaltsstoffe

o Kokosnussmilch 15-oz.

o Schlagsahne 2 Becher

o Swerve-Süßstoff 1/4 Tasse

o Vanilleextrakt 1 Teel.

o Eine Prise koscheres Salz

Schritte der Vorbereitung

o Beginnen Sie damit, die Kokosmilch für etwa 3 Stunden, am besten über Nacht, im Kühlschrank zu kühlen.

o Geben Sie die Kokosnusscreme in einen großen Becher, lassen Sie die Flüssigkeit in einer Dose und schlagen Sie die Kokosnusscreme mit einem Stabmixer, bis sie sehr glatt ist. Stellen Sie es zurück.

o Schlagen Sie die Sahne in einer separaten breiten Schüssel mit einem Handmixer (oder einem Standmixer in einer Schüssel), bis weiche Spitzen entstehen. Schlagen Sie den Süßstoff und die Vanille ein.

o Heben Sie die gemischte Kokosnuss unter die Schlagsahne, dann bewegen Sie die Mischung in die Brotbackform.

o Zu einem festen Zustand einfrieren, etwa 5 Stunden.

5. Jalapeno-Knall-Eierbecher

Portionen: 12 Tassen | Gesamtzeit: 45 min

Kalorien: 157 kcal | Proteine: 9,7 g | Kohlenhydrate: 1,3 g | Fett: 9,7 g

Inhaltsstoffe

o   Speck 12 Scheiben

o   große Eier 10

o   saure Sahne 1/4 c.

o   geschredderter Cheddar halb c.

o   geschredderter Mozzarella halb c.

o   2 Jalapeños in Scheiben geschnitten

o   eine Prise koscheres Salz

o   schwarzer Pfeffer

o   Kochspray

Schritte der Vorbereitung

o   Beginnen Sie mit dem Vorheizen des Ofens auf 375° F. Braten Sie den Speck in einer großen Pfanne auf mittlerer Flamme, bis er leicht gebräunt ist, lassen Sie ihn abtropfen und legen Sie ihn auf einen mit Küchenpapier ausgelegten Teller.

o   Mischen Sie in einer separaten Schüssel die Eier mit Käse, gehacktem Jalapeño, saurer Sahne und Knoblauchpulver. Nun mit Salz und Pfeffer würzen.

o   Fetten Sie ein Muffinblech mit Antihaft-Kochspray ein. Legen Sie eine Scheibe Speck in jede Vertiefung und geben Sie die Eiermischung in jede Muffinform. Garnieren Sie jeden Muffin mit einer Jalapeño-Scheibe.

o   Nun für knapp 20 Minuten backen, oder bis die Eier nicht mehr feucht aussehen. Lassen Sie sie nun etwas abkühlen.

o   Aus der Muffinform nehmen und servieren.

6. Ketogene Speck-Guac-Bomben

Portionen: 1 | Gesamtzeit: 45 min

Kalorien: 156 kcal | Proteine: 3,4 g | Kohlenhydrate: 1,4 g | Fett:15,2 g

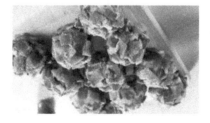

Inhaltsstoffe

- gekochte 12 Scheiben Speck
- püriert 2 Avocados
- Frischkäse 6 oz.
- 1 Limette Saft
- Gehackter Knoblauch 1 Zehe
- gehackte 1/4 rote Zwiebel
- Jalapeno gewürfelt 1 klein
- Kreuzkümmel halber Teel.
- Chilipulver halber Teel.
- Eine Prise koscheres Salz
- schwarzer Pfeffer

Schritte der Vorbereitung

- Geben Sie alle Zutaten für die Guacamole in eine große Schüssel. Rühren Sie, bis sie weitgehend glatt ist, und würzen Sie dann mit Salz und Pfeffer. Stellen Sie die Guacamole für fast 30 Minuten in den Kühlschrank.
- Legen Sie den zerbröckelten Speck auf ein breites Tablett. Die Guacamole-Mischung mit einem kleinen Keksportionierer auslöffeln und in den Speck geben. Rollen Sie, um den Speck zu beschichten. Wiederholen Sie den Vorgang, bis sowohl Guacamole als auch Speck verbraucht sind. Im Gefrierschrank aufbewahren.

7. Ketogenic TPW Weiße Schoko-Trüffel

Portionen: 1 | Gesamtzeit: 1 Stunde 15 min

Kalorien: 102 Kcal, | Fett: 7g | Protein: 7g | Kohlenhydrate: 3g

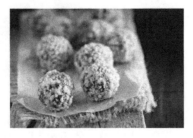

Inhaltsstoffe

- Erbsenprotein 60g

o Schokolade Karamell 80g

o Sirup Honig-Geschmack 10g

o Zartbitterschokolade 100g

o gehackte gesalzene Erdnüsse 70g

Schritte der Vorbereitung

o Mischen Sie das Erbsenprotein 80, den Honig und die gefüllten Nüsse in einer breiten Schüssel, bis sie vermischt sind. Wenn die Mischung zu trocken ist, tragen Sie etwas Erdnussbutter auf. Tragen Sie mehr Proteinpulver auf, wenn die Kombination zu klebrig ist.

o Wenn Ihre Mischung die Konsistenz hat, die Sie unterbringen können, rollen Sie sie zu gleich großen Kugeln (so groß oder klein wie Sie wollen) und legen Sie sie auf eine Frischhaltefolie oder ein mit Pergamentpapier ausgelegtes Backblech. Stellen Sie sie für eine Stunde in den Kühlschrank.

o Während sie abkühlen, beginnen Sie, die Schokolade in einem hitzebeständigen Behälter zu schmelzen, entweder in der Mikrowelle oder in einer Glasschüssel über einem kochenden Wasserbad.

o Nach dem Schmelzen mäßig abkühlen lassen und mit einer Frischhaltefolie oder einem Backblech abdecken.

o Nehmen Sie die Kugeln aus dem Kühlschrank und überziehen Sie sie mit einem Spieß mit dunkler Schokolade, bis jede Kugel vollständig überzogen ist.

o Zurück auf ein Backblech geben und dann jeden Trüffel mit gesalzenen, gehackten Erdnüssen bestreuen, bis er überzogen ist.

o Vor dem Essen mindestens eine Stunde lang im Kühlschrank ruhen lassen.

o Entfernen Sie es und lassen Sie es für ein oder zwei Minuten ruhen, bis Sie es füttern. Genießen Sie!

8. Brownie-Fettbomben

Portionen: 1 | Gesamtzeit: 45 min

Kalorien 118 Kcal | Kohlenhydrate: 2g | Eiweiß: 5g | Fett: 9g

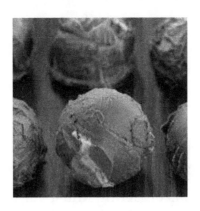

Inhaltsstoffe

- Erdnussbutter glatt 250g
- Kakao 65g
- Nullsirup 2-4 Esslöffel
- Kokosnussöl 2 Esslöffel
- Salz ¼ Teelöffel

Schritte der Vorbereitung

- Geben Sie einfach alle Zutaten in die Küchenmaschine und reiben Sie sie gegebenenfalls in Bodennähe, bis sie zu einem Teig vermischt sind.
- Während Sie flüssigen Süßstoff oder Zero Syrup oder ein Kokosöl verwenden, kühlen Sie den Teig im Kühlschrank, bis er fest genug ist, um ihn in eine kleine Kugel oder einen Löffel Eis zu formen. Rollen Sie die Kugeln in Ihrer perfekten Größe und servieren und genießen Sie!

9. Gefüllte Champignons mit Käse

Portionen: 12 | Gesamtzeit: 15 min

Kalorien: 72 Kcal, | Fett: 7g | Protein: 6g | Kohlenhydrate: 0g Fett: 5g

Inhaltsstoffe

- Speck 225g
- Pilze 12
- Butter 2 Esslöffel
- Frischkäse 200g

- o 3 Esslöffel Schnittlauch fein gehackt,
- o Paprikapulver 1 Teelöffel
- o Salz und Pfeffer

Schritte der Vorbereitung

- o Beginnen Sie mit dem Vorheizen des Ofens auf 200 ° F.
- o Braten Sie nun den Speck an, bis er richtig knusprig wird. Abkühlen lassen und anschließend in den Bröseln wälzen - das Fett des Specks aufheben.
- o Nehmen Sie die Stiele von den Pilzen und schneiden Sie sie fein. Braten Sie sie im Speckfett an, fügen Sie bei Bedarf die Butter hinzu.
- o In einer Schüssel die Speckbrösel mit den gebratenen Champignonstielen und der restlichen Marinade vermischen.
- o Bedecken Sie die Pilze jeweils mit der Mischung und backen Sie sie dann 20 Minuten lang, bis sie goldbraun werden.

10. Keto-Erdnussbutter-Granola

Portionen: 12 | Gesamtzeit: 40 min

Kalorien: 338 Kcal, | Fett: 30g | Protein: 9g | Kohlenhydrate: 9g

Inhaltsstoffe

- o Mandeln 1 1/2 Tassen
- o Pekannüsse 1 1/2 Tassen
- o Kokosnuss 1 Tasse geraspelt
- o Sonnenblumenkerne 1/4 Tasse
- o Swerve Süßstoff 1/3 Tasse
- o Vanille 1/3 Tasse
- o Erdnussbutter 1/3 Tasse
- o Butter 1/4 Tasse
- o Wasser 1/4 Tasse

Schritte der Vorbereitung

- o Heizen Sie den Ofen auf 300F vor und legen Sie ein breitrandiges Backblech mit Pergamentpapier aus.

- o Verarbeiten Sie die Mandeln und Pekannüsse in einer Küchenmaschine, bis sie groben Krümeln mit einigen größeren Teilen entsprechen. Geben Sie sie nun in eine große Schüssel und mischen Sie dann a, Sonnenblumenkerne, Kokosraspeln, Süßstoff und etwas Vanilleextrakt unter.

- o Schmelzen Sie nun die Erdnussbutter und die Butter zusammen in einem mikrowellengeeigneten Gefäß.

- o Gießen Sie die geschmolzene Erdnussbuttermischung über die Nussmischung und verbinden Sie sie vorsichtig unter Rühren. Rühren Sie das Wasser ein. Die Mischung wird zusammenklumpen.

- o Nun die Masse gleichmäßig auf dem vorbereiteten, ausgelegten Backblech verteilen und 30 Minuten backen, dabei nach der Hälfte der Zeit umrühren. Nun herausnehmen und vollständig auskühlen lassen.

11. Ketogenic heiße Karamell Schokolade

Portionen: 1 | Gesamtzeit: 6 min

Kalorien: 144 Kcal, | Fett: 14g | Protein: 14g | Kohlenhydrate: 4g

Inhaltsstoffe

- o Ungesüßte Mandelmilch 1/2 Tasse
- o Schwere Schlagsahne 2 Esslöffel
- o Kakaopulver 1 Esslöffel
- o Gesalzenes Karamell-Kollagen 1 bis 2 Esslöffel
- o Flüssiger Süßstoff
- o Schlagsahne
- o Karamellsauce

Schritte der Vorbereitung

- o Kombinieren Sie Mandel- oder Hanfmilch und Sahne in einem Topf bei mittlerer Hitze. Bringen Sie es zum Kochen.

- Geben Sie das Schokoladenpulver und das Kollagen in einen Mixer. Geben Sie die heiße Milch hinein und mixen Sie, bis die Milch schaumig ist.
- Toppen Sie das Ganze mit dünn gesüßtem Eis und einer Karamellsauce zum Abschluss!

12. Ketogenic Brownie Rinde

Portionen: 12 | Gesamtzeit: 45 min

Kalorien: 98 Kcal, |Fett: 8,3g |Eiweiß: 2,4g | Kohlenhydrate: 4.3g

Inhaltsstoffe

- Mandelmehl 1/2 Tasse
- Backpulver 1/2 Teelöffel
- Salz 1/4 Teelöffel
- Raumtemperatur 2 Beinweiß
- Swerve-Süßstoff 1/2 Tasse
- Kakaopulver 3 Esslöffel
- Instant-Kaffee 1 Teelöffel
- Butter geschmolzen 1/4 Tasse
- Schwere Schlagsahne 1 Esslöffel
- Vanille 1/2 Teelöffel
- Schokoladenchips 1/3 Tassen

Schritte der Vorbereitung

- Heizen Sie zunächst den Ofen auf 325 F vor und legen Sie Pergamentpapier auf ein Backblech. Schmieren Sie das Pergamentpapier mit Öl ein.
- Mischen Sie das Mehl, das Backpulver und das Salz in einer kleinen Tasse zusammen.
- Mischen Sie das Eiweiß in einer großen Schüssel, bis es neblig wird. Mischen Sie den Süßstoff, das Schokoladenpulver und etwas Instant-Kaffee ein, bis es glatt wird, und mischen Sie dann die geschmolzene Butter, die Sahne und die Vanille ein. Eine Mischung mit Mandelmehl einrühren, bis sie gut vermischt ist.
- Verteilen Sie nun den Teig auf dem gefetteten Pergament in einem Quadrat von etwa 12 mal 12 Zentimetern. Streuen Sie einige Schokoladenspäne darüber.

o Nun für 18 Minuten backen, bis er aufgeblasen und fest ist. Aus dem Ofen nehmen, den Ofen ausschalten und 15 Minuten abkühlen lassen.

o Mit einem scharfen Messer 2-Zoll-Quadrate durchschneiden, aber nicht herauslösen. Zurück in den warmen Ofen für ca. 5 bis 10 Minuten und leicht rösten.

o Herausnehmen, vollständig abkühlen lassen, dann in Quadrate teilen.

13. Ketogenic Hausgemachte Nutella

Portionen: 6 | Gesamtzeit: 20 min

Kalorien: 158 Kcal, | Fett: 18,3 g | Eiweiß: 3,3 g | Kohlenhydrate: 18 g

Inhaltsstoffe

o Haselnüsse geröstet 3/4 Tasse
o **Kokosnussöl** 2 bis 3 Esslöffel
o **Kakaopulver** 2 Esslöffel
o **Swerve-Süßstoff in Pulverform** 2 Esslöffel
o **Vanilleextrakt** 1/2 Teelöffel
o Prise Salz

Schritte der Vorbereitung

o Haselnüsse in einer Küchenmaschine mahlen, bis sie fein gemahlen sind und anfangen zu verklumpen.

o Geben Sie nun zwei Esslöffel Öl hinzu und mahlen Sie weiter, bis die Nüsse glatt werden. Fügen Sie die restlichen Zutaten hinzu und mixen Sie sie, bis sie gut vermischt sind. Wenn die Mischung zu dickflüssig ist, fügen Sie einen weiteren Esslöffel Öl hinzu.

14. Ketogene Zimtschnecken-Trüffel

Portionen: 24 Trüffel Ausbeute | Gesamtzeit: 20 min

Kalorien: 150 Kcal, | Fett: 14 g | Eiweiß: 3 g | Kohlenhydrate: 13 g

Inhaltsstoffe

o Mandelmehl 2 Tassen

o Swerve 1/2 Tasse

o Weinstein 1 Teelöffel

o Zimt gemahlen 1 Teelöffel

o Salz 1/4 Teelöffel

o Butter 6 Esslöffel

o Vanilleextrakt 1 Teelöffel

o Swerve 3 Esslöffel

o Zimt gemahlen 1 Teelöffel

Schritte der Vorbereitung

o In einer großen Schüssel den Swerve, den Weinstein, das Mandelmehl, den Zimt und das Salz vermischen. Nun die geschmolzene Butter und etwas Vanilleextrakt einrühren, bis der Teig verbunden ist. Fügen Sie einen Esslöffel Wasser hinzu, falls der Teig zu hart ist, und rühren Sie ihn zusammen.

o Nun mit einem abgerundeten Esslöffel Teig abstechen und dann in der Handfläche zusammendrücken und zusammenhalten, nun zu einer Kugel rollen. Auf ein mit Wachspapier ausgelegtes Plätzchenblech übertragen und dann wiederholen.

o Mischen Sie in einer kleinen Schüssel den Zimt und den Swerve zusammen. Rollen Sie nun die Trüffel in dieser Beschichtung.

o Servieren.

15. Schokoladenchip Keto Kekse

Portionen: 20 | Gesamtzeit: 30 min

Kalorien: 238 kcal | Proteine: 4,3 g | Kohlenhydrate: 8,18 g | Fett:21,5 g

Inhaltsstoffe

o Mandelmehl 1 1/4 Tassen

o Ungesüßte Kokosnuss 3/4 Tassen

o Backpulver 1 Teelöffel

o Salz 1/2 Teelöffel

o Butter erweicht 1/2 Tasse

- o Swerve-Süßstoff 1/2 Tasse
- o Yacon-Sirup oder Melasse 2 Teelöffel
- o Vanilleextrakt 1/2 Teelöffel
- o Ei 1 groß
- o Schokoladenchips zuckerfrei 1 Tasse

Schritte der Vorbereitung

- o Beginnen Sie mit dem Vorheizen des Ofens auf eine Temperatur von 325 F und legen Sie dann ein Backblech mit dem Pergamentpapier aus.
- o Mischen Sie in einer kleinen Schüssel etwas Mandelmehl, Backpulver, Salz und Kokosnuss zusammen.
- o In einer großen Schüssel die Sahnebutter und den Swerve-Süßstoff zusammen mit der Melasse hinzufügen. Vanille und Ei hinzugeben und schlagen, bis alles gut vermischt ist. Nun etwas Mehlmischung einrühren, bis der Teig gut vermischt ist.
- o Mischen Sie einige Schokoladenspäne unter.
- o Formen Sie nun den Teig zu kleinen Kugeln und legen Sie diese dann mit einem Abstand von 5 cm auf das ausgelegte Backblech. Drücken Sie die Kugel auf eine Dicke von 1/4 Zoll.
- o Nun 12 bis 15 Minuten backen, bis sie gerade anfangen, braun zu werden.
- o Nach dem Herausnehmen aus dem Ofen vollständig in der Form abkühlen lassen.
- o Servieren.

16. Keto Fat Bomb mit Marmelade und Erdnussbutter

Portionen: 12 | Gesamtzeit: 45 min

Kalorien: 223 kcal | Proteine: 3,8 g | Kohlenhydrate: 4,5 g | Fett:21,5 g

Inhaltsstoffe

- o Himbeeren 3/4 Tasse
- o Wasser 1/4 Tasse
- o Swerve-Süßstoff in Pulverform 6 bis 8 Esslöffel
- o Gelatine aus Weidehaltung 1 Teelöffel
- o cremige Erdnussbutter 3/4 Tasse

o Kokosnussöl 3/4 Tasse

Schritte der Vorbereitung

o Füllen Sie ein Muffinblech mit 12 Pergamentpapierförmchen.

o Mischen Sie die Himbeeren und das Wasser in einem kleinen Topf. Bringen Sie es zum Kochen und verringern Sie die Hitze und lassen Sie es 5 Minuten lang köcheln. Zerdrücken Sie nun die Beeren mit einer Gabel.

o Mischen Sie 2 bis 4 Esslöffel pulverförmigen Süßstoff ein, je nachdem, wie süß Sie es wünschen. Mischen Sie die Erdnussbutter und die Gelatine ein und lassen Sie sie abkühlen.

o Mischen Sie die Erdnussbutter und das Kokosöl in einem mikrowellensicheren Gefäß. Kochen Sie auf höchster Stufe für 30 bis 60 Sekunden, sobald es geschmolzen ist. Verquirlen Sie den pulverförmigen Süßstoff in 2 bis 4 Esslöffeln, je nachdem, wie süß Sie es wünschen.

o Teilen Sie die Hälfte der Erdnussbuttermischung auf 12 Becher auf und stellen Sie sie für etwa 15 Minuten in den Gefrierschrank. Verteilen Sie die Himbeermischung auf die Becher und geben Sie dann die restliche Erdnussbuttermischung darüber.

o Im Kühlschrank kühlen, bis sie fest wird.

17. Klassische Blaubeer-Scones

Portionen: 12 | Gesamtzeit: 40 min

Kalorien: 223 kcal | Proteine: 5,5 g | Kohlenhydrate: 7,21 g | Fett:12 g

Inhaltsstoffe

o **Mandelmehl** 2 Tassen
o **Swerve-Süßstoff** 1/3 Tasse
o **Kokosnussmehl** 1/4 Tasse
o Backpulver 1 Esslöffel
o Teelöffel Salz 1/4
o Eier 2 groß
o Schwere Schlagsahne 1/4 Tasse
o **Vanilleextrakt** 1/2 Teelöffel

o Frische Heidelbeeren 3/4 Tasse

Schritte der Vorbereitung

o Heizen Sie den Ofen auf 325 F vor und bedecken Sie ein großes Backblech mit einer Silikonauskleidung oder einem Pergamentpapier.

o Mischen Sie in einer großen Schüssel den Reis, das Kokosmehl, das Backpulver, den Süßstoff und das Salz zusammen.

o Mischen Sie die Eier, die Schlagsahne und die Vanille unter, bis sich der Teig zu verbinden beginnt. Geben Sie die Blaubeeren hinzu.

o Fügen Sie den Teig zusammen und legen Sie ihn nun auf das vorbereitete Backblech. Legen Sie ein robustes Rechteck von 10 x 8 Zoll.

o Mit einem scharfen, breiten Messer in sechs Quadrate brechen. Teilen Sie dann jedes dieser Quadrate seitlich in die beiden Dreiecke. Heben Sie die Scones vorsichtig an und verteilen Sie sie dann auf dem Blech.

o Knapp 25 Minuten backen, bis sie goldbraun sind. Herausnehmen und abkühlen lassen.

o Servieren.

18. Schokolade Kokosnuss Tassen

Portionen: 20 | Gesamtzeit: 20 min

Kalorien: 223 kcal | Proteine: 5,5 g | Kohlenhydrate: 7,21 g | Fett:12 g

Inhaltsstoffe

o Kokosnussbutter 1/2 Tasse

o Kelapo Kokosnussöl 1/2 Tasse

o Ungesüßte Kokosnuss 1/2 Tasse

o Swerve-Süßstoff in Pulverform 3 Esslöffel

o Unzen Kakaobutter 1 & 1/2

o Ungesüßte Schokolade 1 Unze

o Swerve-Süßstoff in Pulverform 1/4 Tasse

o Kakaopulver 1/4 Tasse

o Vanilleextrakt 1/4 Teelöffel

Schritte der Vorbereitung

o Für die Bonbons ein Mini-Muffinblech mit einem 20er-Papiereinsatz auslegen.

o Mischen Sie die Kokosnussbutter und das Kokosnussöl in einem kleinen Topf auf kleiner Flamme. Rühren, bis sie geschmolzen und cremig ist, dann die Kokosraspeln und den Süßstoff einrühren, bis sie miteinander verschmelzen.

o Verteilen Sie die Masse auf die vorbereiteten Muffinförmchen und frieren Sie sie dann ein, bis sie fest ist, etwa 30 Minuten lang.

o Mischen Sie für die Kuvertüre Kakaobutter und die ungesüßte Schokolade in einer Schüssel, die Sie auf einen Topf mit kochendem Wasser stellen. Umrühren, bis sie geschmolzen ist.

o Den gesiebten Puderzucker einrühren und nun das Kakaopulver unterrühren, bis die Masse glatt ist.

o Nun vom Herd nehmen und den Vanilleextrakt einrühren.

o Geben Sie den   Schokoladenbelag über die Kokosnussbonbons und lassen Sie ihn dann ca. 15 Minuten lang kochen.

o Bonbons können bis zu einer Woche auf Ihrer Küchenarbeitsplatte aufbewahrt werden.

19. Biscotti rollen

Portionen: 15 | Gesamtzeit: 1 Std. 20 min

Kalorien: 123 kcal | Proteine: 4 g | Kohlenhydrate: 4 g | Fett: 12 g

Inhaltsstoffe

o Swerve Süßstoff 2 Esslöffel

o Zimt gemahlen 1 Teelöffel

o Mandelmehl Honeyville 2 Tassen

o Swerve Süßstoff 1/3 Tasse

o Backpulver 1 Teelöffel

o Xanthangummi 1/2 Teelöffel

o Salz 1/4 Teelöffel

o Geschmolzene Butter 1/4 Tasse

o Ei 1 groß

- o Vanilleextrakt 1 Teelöffel
- o Swerve Süßstoff 1/4 Tasse
- o Schlagsahne 2 Esslöffel
- o Vanille 1/2 Teelöffel

Schritte der Vorbereitung

- o Vermengen Sie in einer kleinen Schüssel den Süßstoff und den Zimt für die Füllung. Stellen Sie es beiseite.
- o Heizen Sie den Ofen auf eine Temperatur von 325 F vor, decken Sie das Backblech mit dem Pergamentpapier ab.
- o In einer großen Schüssel die Stärke, das Backpulver, das Xanthangummi, den Süßstoff und das Salz verquirlen. Rühren Sie 1/4 Tasse Butter, das Ei und den Vanilleextrakt ein, bevor der Teig zusammenpasst.
- o Drehen Sie den Teig auf das ausgekleidete Backblech und halbieren Sie ihn dann in zwei Hälften. Formen Sie jede Hälfte zu einer rechteckigen Form von etwa 10 x 4 Zoll. Achten Sie darauf, dass die Größe und Form beider Hälften identisch sind.
- o Mit etwa 2/3 der Zimtfüllung bestreuen. Mit einem der anderen Teigteile abdecken, die Nähte schließen und dann den Deckel glattstreichen.
- o Knapp 25 Minuten backen oder bis sie leicht gebräunt sind und sich fest anfühlen. Aus dem Ofen nehmen und mit der restlichen geschmolzenen Butter besprühen, dann mit der übrig gebliebenen Zimtmischung bestreuen. Lassen Sie ihn etwa 30 Minuten abkühlen und reduzieren Sie die Temperatur auf 250F.
- o Stamm mit einem scharfen Messer in ca. 15 Scheiben schneiden.
- o Die Scheiben mit der Schnittseite zurück in das Backblech legen und weitere 15 Minuten backen, dann umdrehen und die nächsten 15 Minuten backen. Schalten Sie den Ofen aus und lassen Sie ihn drin, bis er kalt ist.

20. Garahm-Cracker

Portionen: 10 | Gesamtzeit: 1 Std. 5 min

Kalorien: 156 kcal | Proteine: 5 g | Kohlenhydrate: 6 g | Fett: 13 g

Inhaltsstoffe

o   Mandelmehl 2 Tassen

o   Swerve braun 1/3 Tasse

o   Zimt 2 Teelöffel

o   Backpulver 1 Teelöffel

o   Eine Prise Salz

o   Ei 1 groß

o   Butter geschmolzen 2 Esslöffel

o   Vanilleextrakt 1 Teelöffel

Schritte der Vorbereitung

o   Heizen Sie den Ofen auf 300F für Cracker vor.

o   In einer großen Tasse Mehl, Zimt, Backpulver, Süßstoff und Salz vermengen. Ei, geschmolzene Butter, Melasse und Vanilleextrakt einrühren, bevor der Teig zusammenfällt.

o   Legen Sie den Teig auf ein breites Blatt Pergamentpapier und klopfen Sie ihn zu einem groben Rechteck. Mit einem Blatt Pergamentpapier abdecken. Drücken Sie den Teig so gleichmäßig wie möglich auf etwa 1/8-Zoll Dicke aus.

o   Schneiden Sie die Oberseite des Pergaments ein und ranken Sie nun mit einem scharfen Messer etwa 2x2 Zoll in Quadrate. Legen Sie das ganze Stück Pergament auf das Backblech.

o   Backen Sie 20 bis 30 Minuten, bis sie braun und fest sind. Nehmen Sie die Cracker heraus und lassen Sie sie 30 Minuten lang abkühlen, dann teilen Sie sie entlang der Kerbe auf. Zurück in den warmen Ofen, wenn er so weit abgekühlt ist, schalten Sie ihn ein und stellen Sie die Temperatur auf nicht höher als 200F). Noch einmal 30 Minuten stehen lassen, dann absolut abkühlen.

Kapitel 6: Keto-Smoothies für Frauen über 50

Die ketogene Diät erfordert eine drastische Reduzierung Ihres Kohlenhydratkonsums und stattdessen beziehen Sie einen Großteil Ihrer täglichen Kalorienzufuhr aus Fetten. Da die Keto-Diät Kohlenhydrate einschränkt, passen Smoothies, die kohlenhydratreiche Produkte wie Bananen, Joghurt, Honig und Milch enthalten, typischerweise nicht zu dieser Form der Ernährung. Dies könnte ein Problem für diejenigen sein, die auf Smoothies für ein gemütliches und ausgewogenes Frühstück oder einen Snack angewiesen sind. Glücklicherweise gibt es bereits einige kohlenhydratarme Smoothies und gesunde Lebensmittel für Frauen über 50, die Sie bei einer Keto-Diät schätzen werden.

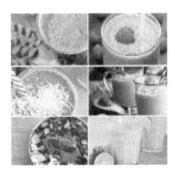

1. Ketogener Beeren-Smoothie

Portionen: 1 | Gesamtzeit: 1 min

Kalorien: 254 kcal | Proteine: 2,2 g | Kohlenhydrate: 5 g | Fett: 24 g

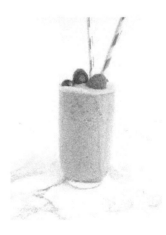

Inhaltsstoffe

o   Eis 2 Tassen

- o Gemischte Beeren gefroren 1 Tasse
- o Frucht-Erythrit-Pulver 1/4 Tasse
- o Vanille Kollagen 2 Messlöffel
- o Ungesüßte Kokosnussmilch 1 Tasse

Schritte der Vorbereitung

- o Geben Sie alle Zutaten in den Hochgeschwindigkeitsmixer.
- o Verwenden Sie dann den Modus "Smoothie" oder mixen Sie, bis es cremig ist.

2. Ketogener Erdnuss-Smoothie

Portionen: 1 | Gesamtzeit: 1 min

Kalorien: 192 kcal | Proteine: 6 g | Kohlenhydrate: 8 g | Fett: 17 g

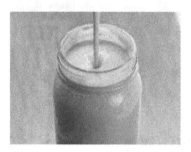

Inhaltsstoffe

- o Milch nach Wahl halbe Tasse
- o Erdnussbutter 1 Esslöffel
- o Kakaopulver 1 Esslöffel
- o Erdnussbutter 1-2 Esslöffel
- o Avocado 1/4 mittel
- o Flüssiges Stevia 1 Portion
- o Eis 1/4 Tasse

Schritte der Vorbereitung

- o Geben Sie alle Zutaten, außer Eis, in einen Mixer oder eine Küchenmaschine und pürieren Sie sie gut.

- o Wenn der Smoothie zu dicht wird, fügen Sie so viel Milch hinzu, bis die perfekte Konsistenz erreicht ist. Fügen Sie eventuell mehr Eis oder Erdnussbutter hinzu, wenn der Smoothie zu dünn wird.
- o In eine Flasche umfüllen und trinken!

3. Pfefferminz-Milchshake

Portionen: 3 | Gesamtzeit: 10 min

Kalorien: 198 kcal | Proteine: 10 g | Kohlenhydrate: 15 g | Fett: 20 g

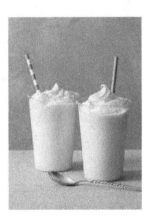

Inhaltsstoffe

- o Hochlandmilch 2 Tassen
- o Eiscreme Vanillegeschmack 1 Tasse
- o Pfefferminz-Extrakt 2 Teelöffel
- o Zuckerstangen zerkleinert
- o Optional Schlagsahne

Schritte der Vorbereitung

- o Geben Sie alle Zutaten in einen Mixer.
- o Mischen Sie die Zutaten.
- o Nun mit Ihrer Lieblings-Schlagsahne und Zuckerstangen toppen.

4. Chia-Samen-Vanille-Smoothie

Portionen: 1 | Gesamtzeit: 2 min

Kalorien: 538 kcal | Proteine: 28 g | Kohlenhydrate: 6 g | Fett: 39 g

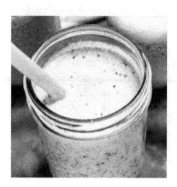

Inhaltsstoffe

o Kakaobutter 2 Esslöffel

o Kokosnussmilch 1 Tasse

o Eiweißpulver 1 Messlöffel

o Kokosnussöl halber Esslöffel

o Vanilleextrakt 2 Teelöffel

o Ingwer ½ Teelöffel

o Chia-Samen 1 Esslöffel

o Mönchsfrucht-Süßstoff 2 Esslöffel

o Eiswürfel 5-10

Schritte der Vorbereitung

o Übertragen Sie die Mandelmilch und dann alle anderen Zutaten.

o Pürieren Sie nun mit einem Pürierstab etwa eine Minute lang.

o Jetzt servieren und genießen!

5. Matcha Grüner Energie-Smoothie

Portionen: 1 | Gesamtzeit: 3 min

Kalorien: 75 kcal | Proteine: 4 g | Kohlenhydrate: 8 g | Fett: 1 g

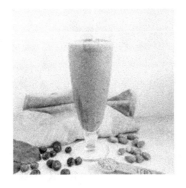

Inhaltsstoffe

o Kokosnussmilch 1 Tasse

o Matcha-Pulver 1 Teelöffel

o Spinat 1 Tasse

o Eiswürfel 1 Tasse

o Mönchsfrucht 2 Esslöffel

o Blaubeeren 1/4 Tasse

o Ganze Mandeln 10

Schritte der Vorbereitung

o Geben Sie alle Zutaten in einen Mixer und pürieren Sie sie, bis sie glatt sind.

6. Mandel Ketogenic Milch Avocado Smoothie

Portionen: 1 | Gesamtzeit: 2 min

Kalorien: 106 kcal | Proteine: 1 g | Kohlenhydrate: 12 g | Fett: 7 g

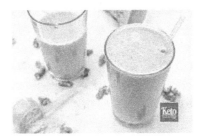

Inhaltsstoffe

o Gefrorene Erdbeeren 1 lb.

o Mandelmilch 1 halbe Tassen

o Avocado 1 groß
o Allulose-Pulver 1/4 Tasse

Schritte der Vorbereitung

o Geben Sie alle Zutaten in einen Mixer und pürieren Sie sie, bis sie glatt sind. Ändern Sie den Süßstoff nach Belieben.

7. Ketogener Vanille-Milchshake

Portionen: 1 Glas | Gesamtzeit: 2 min

Kalorien: 367 kcal | Proteine: 2,8 g | Kohlenhydrate: 3,1 g | Fett: 38 g

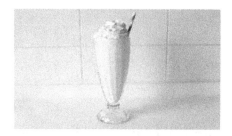

Inhaltsstoffe

o Ungesüßte Mandelmilch ⅔ Tasse
o Schlagsahne ½ Tasse
o Vanille ½ Schote
o Vanilleextrakt ½ Teelöffel
o 5 Eiswürfel

Schritte der Vorbereitung

o Schneiden Sie zunächst die Vanilleschote in zwei Hälften.
o Entfernen Sie den Samen.
o Geben Sie die schwere Sahne in den Topf und geben Sie die Vanillesamen sowie die ausgekratzte Schote in die schwere Sahne.
o Die schwere Sahne unter ständigem Rühren köcheln lassen.

- o Ziehen Sie die ausgekratzten Vanilleschoten aus der schweren Sahne heraus und geben Sie die aufgegossene schwere Sahne in den Behälter oder die Tasse.
- o Im Kühlschrank kühlen, bis es kalt ist.
- o Geben Sie die schwere Sahnemischung und alle anderen Zutaten in die Küchenmaschine und mixen Sie sie ca. 30 Sekunden lang.

8. Erdbeer-Smoothie

Portionen: 2 | Gesamtzeit: 2 min

Kalorien: 155 kcal | Proteine: 1 g | Kohlenhydrate: 3. g | Fett: 38 g

Inhaltsstoffe

- o Schlagsahne 1/4 Tasse
- o Mandelmilch 3/4 Tasse
- o Granuliertes Stevia/Erythrit 2 Teelöffel
- o Gefrorene Erdbeeren 4 Unzen
- o Eis halbe Tasse
- o Vanilleextrakt halber Teelöffel

Schritte der Vorbereitung

- o Geben Sie alle Zutaten in einen Mixer.
- o Mischen Sie es und beginnen Sie bei Bedarf mit dem Abkratzen der Seiten
- o Zum Servieren in zwei Gläser füllen.

9. Kokosnuss Avocado Smoothie

Portionen: 2 | Gesamtzeit: 2 min

Kalorien: 170 kcal | Proteine: 3 g | Kohlenhydrate: 1 g | Fett: 40 g

Inhaltsstoffe

- o Kokosnussmilch halbe Tasse
- o Avocado halb mittel
- o Kakao-Pulver 1-2 Esslöffel

- o Vanilleextrakt halber Teelöffel
- o Salz nach Wahl
- o Erythritol 2-4 Esslöffel
- o Eis halbe Tasse
- o Wasser
- o Chia-Samen gemahlen

Schritte der Vorbereitung

- o Geben Sie Kokosmilch, Kakaopulver, Avocado, Vanilleextrakt, Salz und Zusätze Ihrer Wahl in einen Mixer. Gut pürieren, bis es cremig und glatt wird.
- o Eis einfüllen und mixen, bis es dick, glatt und cremig ist. Genießen Sie!

10. Erdnussbutter mit Schokolade Smoothie

Portionen: 1 | Gesamtzeit: 5 min

Kalorien: 375 kcal | Proteine: 28 g | Kohlenhydrate: 5 g | Fett: 40 g

Inhaltsstoffe

- o Erdnussbutter 1 Teelöffel
- o Kakaopulver eine Prise
- o Schlagsahne nach Bedarf
- o Mandelmilch 1 Tasse
- o Süßstoff nach Bedarf
- o Meersalz nach Bedarf

Schritte der Vorbereitung

- o Geben Sie alle Zutaten in den Mixer.
- o Mixen Sie es, bis es glatt ist. Falls gewünscht, Süßstoff hinzufügen

11. Grüner Smoothie

Portionen: 1 | Gesamtzeit: 5 min

Kalorien: 142 kcal | Proteine: 5 g | Kohlenhydrate: 16 g | Fett: 8 g

Inhaltsstoffe

- o Gefiltertes Wasser 1 Tasse
- o Avocado halb
- o MCT-Öl 1 Esslöffel
- o Bio-Gurkenhälfte
- o Blattgemüse 1 groß
- o Löwenzahn 1 - 2 Blätter
- o Petersilie 2 Esslöffel
- o Hanfsamen 2 Esslöffel
- o 1 Zitrone Saft
- o Kurkuma Pulver ¼ Teelöffel

Schritte der Vorbereitung

- o Mixen Sie alle Zutaten in einem Mixer, bis sie glatt sind, ca. 1 Minute. Servieren Sie es kalt.

12. Protein-Minze Grüner Smoothie

Portionen: 1 | Gesamtzeit: 5 min

Kalorien: 293 kcal | Proteine: 28 g | Kohlenhydrate: 11 g | Fett: 15 g

Inhaltsstoffe

- o Avocado halb
- o Frischer Spinat 1 Tasse
- o Sweetleaf 10-12 Tropfen
- o Molkenproteinpulver 1 Messlöffel
- o Mandelmilch halbe Tasse
- o Pfefferminz-Extrakt 1/4 Teelöffel
- o 1 Tasse Eis

Schritte der Vorbereitung

o Geben Sie Avocado, Proteinpulver, Milch und Spinat in einen Mixer und pürieren Sie sie, bis sie glatt ist. Fügen Sie nun den Pfefferminzextrakt und dann Eis hinzu und pürieren Sie schließlich, bis es dickflüssig wird. Jetzt abschmecken und nach Wunsch anpassen.

13. Grüner kohlenhydratarmer Smoothie

Portionen: 2 | Gesamtzeit: 5 min

Kalorien: 168 kcal | Proteine: 6 g | Kohlenhydrate: 7 g | Fett: 8 g

Inhaltsstoffe

o Mandelmilch 1,5 Tassen
o Spinat 1 Unze
o Gurke 50 Gramm
o Staudensellerie 50 Gramm
o Avocado 50 Gramm
o Kokosnussöl 1 Esslöffel
o Flüssiges Stevia 10 Tropfen
o Isopure 1 Messlöffel
o Chia-Samen halber Teelöffel
o Matcha-Pulver 1 Teelöffel

Schritte der Vorbereitung

o Geben Sie Mandelmilch und etwas Spinat in eine Küchenmaschine. Mischen Sie den Spinat eine Sekunde lang, um Platz für die restlichen Zutaten zu schaffen.
o Fügen Sie einfach die restlichen Zutaten hinzu und pürieren Sie dann etwa eine Minute lang, bis es cremig wird.
o Fügen Sie einen Teelöffel Matcha-Pulver für zusätzliche Vorteile und einen Koffeinschub hinzu.
o In einer Tasse mischen und dann mit Chiasamen garnieren. Servieren und genießen Sie es.

14. Tropischer rosa Smoothie

Portionen: 1 | Gesamtzeit: 5 min

Kalorien: 402 kcal | Proteine: 24 g | Kohlenhydrate: 12 g | Fett: 28 g

Inhaltsstoffe

o   Drachenfrucht halb klein
o   Honigmelone 1 kleines Stück
o   Kokosnussmilch halbe Tasse
o   Molkenproteinpulver 1 Messlöffel
o   Chia-Samen 1 Esslöffel
o   Flüssiger Stevia-Extrakt 3-6 Tropfen
o   Wasser halbe Tasse

Schritte der Vorbereitung

o   Geben Sie alle Zutaten in einen Mixer und mixen Sie sie, bis sie glatt sind. Fügen Sie das Eis nach dem Mixen hinzu
o   Verwenden Sie rosa oder weiße Drachenfrüchte. Schneiden Sie sie in zwei Hälften und löffeln Sie dann das Fleisch aus.
o   Füllen Sie den Smoothie in ein Glas um, garnieren Sie ihn mit ausgelösten Drachenfrüchten und genießen Sie ihn.

15. Ketogener Mandelbutter-Smoothie

Portionen: 1 | Gesamtzeit: 5 min

Kalorien: 345 kcal | Proteine: 15 g | Kohlenhydrate: 8 g | Fett: 20 g

Inhaltsstoffe

o   Ungesüßtes Acai-Püree 1 100g Packung
o   Ungesüßte Mandelmilch 3/4 Tasse
o   Eine Avocado 1/4
o   Kollagen 3 Esslöffel
o   Kokosnussöl 1 Esslöffel
o   Mandelbutter 1 Esslöffel

o Vanilleextrakt halber Teelöffel
o Flüssiges Stevia 2 Tropfen

Schritte der Vorbereitung

o Lassen Sie die Acai-Püree-Packung einige Sekunden unter lauwarmem Wasser laufen, bis sich das Püree in kleinere Stücke brechen lässt. Öffnen Sie nun die Packung und geben Sie den Inhalt in den Standmixer.
o Geben Sie die restlichen Bestandteile in den Mixer und pürieren Sie sie, bis sie glatt sind. Fügen Sie nun bei Bedarf mehr Wasser hinzu.
o Streuen Sie die Mandelbutter zum Garnieren an den Rand des Glases.
o Genießen Sie.

16. Ketogenic Heidelbeere Galaxie Smoothie

Portionen: 1 | Gesamtzeit: 5 min

Kalorien: 343 kcal | Proteine: 31 g | Kohlenhydrate: 3 g | Fett: 21 g

Inhaltsstoffe

o Kokosnussmilch 1 Tasse
o Blaubeeren 1/4 Tasse
o Vanilleextrakt 1 Teelöffel
o MCT-Öl 1 Teelöffel
o Eiweiß-Pulver 30 g

Schritte der Vorbereitung

o Geben Sie alle Zutaten in einen Mixer.
o Pürieren Sie es nun, bis es glatt wird.

17. Mandelbutter-Zimt-Smoothie

Portionen: 1 | Gesamtzeit: 2 min

Kalorien: 326 kcal | Proteine: 19 g | Kohlenhydrate: 11 g | Fett: 27 g

Inhaltsstoffe

o Nussmilch 1 halbe Tasse

o Kollagen 1 Messlöffel

o Mandelbutter 2 Esslöffel

o Goldenes Flachsmehl 2 Esslöffel

o Zimt ½ Teelöffel

o Flüssiges Stevia 15 Tropfen

o Mandelextrakt 1/8 Teelöffel

o Salz 1/8 Teelöffel

Schritte der Vorbereitung

o Geben Sie alle Zutaten in einen Standmixer und mixen Sie sie, bis sie eine glatte Konsistenz haben.

o Genießen Sie.

18. Grüner Matcha-Shake

Portionen: 1 | Gesamtzeit: 5 min

Kalorien: 334 kcal | Proteine: 19 g | Kohlenhydrate: 13 g | Fett: 24

Inhaltsstoffe

o Ungesüßte Milch 1 Tasse

o Kokosnussmilch ¼ Tasse

o Molkenprotein, nicht aromatisiert, 1 Messlöffel

o Matcha-Ölpulver 1 Messlöffel

o Handvoll Spinat 1 groß

o Avocado 1 klein

o Kokosnussöl 1 Esslöffel

o Eis 1 Tasse

Schritte der Vorbereitung

o Geben Sie alle Zutaten in einen Mixer und pürieren Sie sie, bis sie glatt sind.

o Garnieren Sie nun mit Minzblättern und eventuell einigen Beeren.

19. Ketogenic Erdbeere Smoothie

Portionen: 1 | Gesamtzeit: 2 min

Kalorien: 149 kcal | Proteine: 6 g | Kohlenhydrate: 8 g | Fett: 11 g

Inhaltsstoffe

o Erdbeeren 1/2 Tasse
o Kokosnussmilch 1/3 Tasse
o Wasser 2/3 Tasse
o Vanilleextrakt 1/2 Teelöffel

Schritte der Vorbereitung

o Geben Sie alle Zutaten in den Mixer.
o Pürieren Sie nun, bis es glatt wird.
o Genießen Sie

20. Ketogenic Beeren und Sahne Smoothie

Portionen: 1 | Gesamtzeit: 5 min

Kalorien: 549 kcal | Proteine: 10 g | Kohlenhydrate: 10 g | Fett: 50 g

Inhaltsstoffe

o Kokosnussmilch 1 Tasse
o Gefrorene Himbeeren ⅓ Tasse
o Kokosnussöl 1 Esslöffel
o Kollagen 1 Messlöffel

Schritte der Vorbereitung

o Übertragen Sie alle Zutaten und pürieren Sie sie, bis sie glatt sind.

Viel Spaß!

Kapitel 7: Fitnessstudio-freundliche Keto-Rezepte

Geeignete Leckereien vor und nach dem Training helfen Ihnen, die schwierigen Phasen der Keto-Erhaltung zu überstehen, wann immer Sie Sport treiben.

1. Protein-Riegel

Portionen: 18 Riegel | Zeit: 1 Stunde 15 min

Kalorien 414 | Fett gesamt 13 g | Kohlenhydrate gesamt 51 g | Eiweiß 25 g

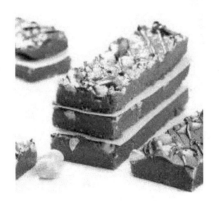

Inhaltsstoffe

o   Mandeln 1 Tasse

o   Cashews 1 Tasse

o   Eiweiß

o   Datteln 10 Unzen

o   Wasser 2-4 Esslöffel

o   Zimt 1 Esslöffel

o   Ungesüßte Kokosnussflocken ¼ Tasse

Schritte der Vorbereitung

o   Legen Sie ein 8x8 Pergamentpapier auf einen Teller.

o   Verarbeiten Sie die Erdnüsse, Cashews, Zimt und Kokosnuss, Eiweiß in Ihrer Küchenmaschine, bis die Nüsse in winzige Teile zerfallen sind. Die "Stückigkeit" ist auf den gewünschten Geschmack zurückzuführen.

o Fügen Sie die entsteinten Datteln hinzu und verarbeiten Sie sie dann. Geben Sie den Zucker esslöffelweise hinzu und pürieren Sie, bis die Mischung zusammenhält. Wenn Sie sie auf den Teller geben, sollte die Paste klebrig sein.

o Drücken Sie es mit den Fingerspitzen flach. Ca. 1 Stunde lang einfrieren. Wie die Riegel schneiden.

o Sie sollten die Riegel in Ihren Ziplock-Beutel stecken und dann in Ihre Trainingstasche legen.

2. Keto Avocado Ei-Salat

Portionen 4 | Zeit: 15 min

Kalorien: 119,0 | Gesamtfett: 8,7 g | Eiweiß: 7,2 g | Gesättigtes Fett: 1,8 g

Inhaltsstoffe

o Große Eier 4
o Reife Avocado 1
o Schnittlauch 1 Handvoll
o Petersilie 1 Handvoll
o 1 Zitrone Saft
o Salz und Pfeffer nach Geschmack

Schritte der Vorbereitung

o Kochen Sie die Eier hart und schälen Sie sie dann.
o Schöpfen Sie die Avocado in den Booten aus
o Geben Sie die Eier mit der Avocado und den Kräutern in eine mittelgroße Schüssel. Tragen Sie den Saft einer Zitrone und die Gewürze auf. Nun mit einer Gabel zerdrücken.
o Schaufeln Sie die Avocado in die Boote
o Wickeln Sie es in eine Lunchbox oder einen Plastikbehälter ein.

3. Keto Lachs-Gurken-Rollups

Portionen 6 | Zeit: 1 Std.

Kalorien 111 | Fett 8g | Protein 5g

Inhaltsstoffe

o Englische Salatgurke 1 lang
o Räucherlachs ½ Tasse
o Frischkäse ½ Tasse

Schritte der Vorbereitung

o Schälen Sie zunächst die Gurke mit einem Gemüseschäler in 6-Zoll-Längen.
o Löffeln Sie etwa 1-2 Teelöffel des Frischkäses über die Länge der Gurke.
o Drücken Sie nun ein Stück Räucherlachs auf die Spitze des Frischkäses und kringeln Sie die Gurke so fest wie möglich.
    o Mit Hilfe eines Zahnstochers sichern und mit einem Wachspapier einrollen. Es ist nicht lange haltbar, kann aber in einem verschlossenen Behälter frisch bleiben.

4. Ketogenic Fett Bombe Quadrate

Portionen: 36 Quadrate | Zeit: 25 min

Kalorien: 107 kcal | Kohlenhydrate: 2g | Eiweiß: 2g | Fett: 10g

Inhaltsstoffe

o Kokosnussflocken, ungesüßt 4 Tassen
o Kokosnussöl 1 Tasse
o Schokoladenchips 1 Tasse
o Butter ½ Tasse
o Süßstoff Ihrer Wahl, 2 EL pulverisiert
o Vanille 1 Teelöffel

Schritte der Vorbereitung

o Schmelzen Sie das Kokosnussöl zusammen mit der Butter.

- Die geschmolzene Butter und das Kokosnussöl mit den Schokoladenflocken vermengen.
- Geben Sie 1 Esslöffel Vanille hinzu und pürieren Sie alles gut.
- Geben Sie den Zucker ein und mischen Sie ihn.
- Legen Sie das Pergamentpapier in eine quadratische Pfanne und gießen Sie es langsam in den Boden. Frieren Sie die Masse ein, sobald sie fest geworden ist.
- Schmelzen Sie die Schokoladenchips, indem Sie eine Glasschüssel in einen Topf mit Wasser stellen und gleichmäßig beschichten.
- Nehmen Sie die Kokosmasse aus dem Gefrierfach und bestreichen Sie nun die Oberseite mit Schokolade, so dass eine schöne, gleichmäßige Schicht entsteht.
- Frieren Sie es vollständig ein.

5. Ketogenes Bananenbrot Muffins

Portionen 6 | Zeit: 30 min

Kalorien 295, Eiweiß 9,3 g, Fett 27,4 g, Kohlenhydrate gesamt 7,7 g

Inhaltsstoffe

- Eier 3 groß
- Zerdrückte Bananen 1 Tasse
- Mandelbutter ½ Tasse
- Vanille 1 Teelöffel
- Kokosnussmehl ½ Tasse
- Zimt 1 Esslöffel
- Backpulver 1 Teelöffel
- Backpulver 1 Teelöffel
- Meersalz

Schritte der Vorbereitung

- Heizen Sie zunächst den Ofen auf 350 F vor. Fetten Sie die Pfanne ein.
- Vermengen Sie in einer großen Schüssel die Eier, die Bananenbutter und die Vanille.
- Verquirlen Sie es, bis es vollständig vermischt ist.

o Kombinieren Sie die trockenen Zutaten und mischen Sie sie mit einem Holzlöffel, bis sie vermischt sind.

o Löffeln Sie den Teig in die Muffinförmchen. Backen Sie sie für etwa 15 bis 18 Minuten.

6. Ketogenic Carmelitas

Portionen: 12 | Zeit 1 Stunde

Kalorien: 59 | Kohlenhydrate: 11g | Eiweiß: 1g Fett: 1g |

Inhaltsstoffe

o Ungesüßte Kokosnuss 1 Tasse

o Geschnittene Mandeln 3/4 Tasse

o Mandelmehl 1 Tasse

o Süßstoff Ihrer Wahl ½ Tasse

o Kokosnussmehl 3 Esslöffel

o Backnatron ½ Teelöffel

o Salz 1/3 Teelöffel

o Butter, geschmolzen ½ Tasse

o Zuckerfreie Karamellsauce 1 Tasse

o Schokoladenchips 1/3 zuckerfrei

Schritte der Vorbereitung

o Heizen Sie den Ofen auf 225 F vor und fetten Sie dann das 9x9-Zoll-Quadratblech ein.

o Mischen Sie die Kokosnuss und die gehobelten Mandeln in einer Küchenmaschine. Diese sollen die Haferflocken ersetzen. Sie müssen also ungefähr die gleiche Größe haben, wenn Sie fertig sind.

o Übertragen Sie dies in eine große Schüssel mit Mandelmehl, Kokosnussmehl, Backpulver, Süßstoff und Salz. In der schmelzenden Butter rühren.

o Drücken Sie die Hälfte der Mischung auf den Boden des Backblechs. 10 Minuten lang backen.

o Gründlich abkühlen lassen und die Karamellsauce und die Schokoladenspäne vorbereiten.

o Verteilen Sie nun die Karamellsauce und dann die Schokoladenchips. Übertragen Sie seine andere Hälfte der Mischung auf die Oberfläche und backen Sie für weitere 15 Minuten.

7. Ketogenes Chipotle-Rindfleisch Jerky

Portionen: 6 | Gesamtzeit: 1 Stunde

Kalorien 168 | Gesamtfett 8g | Kohlenhydrate 1g | Kohlenhydrate 1g | Protein 25g

Inhaltsstoffe

o Flankensteak 1 ½ lb.
o Sojasauce 1/3 Tasse
o Flüssigrauch 2 Teelöffel
o Chipotle-Pulver 1 Teelöffel
o Chipotle-Salz ½ Teelöffel
o Chipotle-Flocken 2 Teelöffel
o Zwiebelpulver 1 Teelöffel
o Paprika 1 Teelöffel
o Schwarzer Pfeffer

Schritte der Vorbereitung

o Frieren Sie das Flankensteak für fast 2 Stunden ein, damit es sich leicht schneiden lässt. Schneiden Sie es in kleine und dünne Streifen.
o Verwenden Sie die übrig gebliebenen Vorräte, um die Marinade vorzubereiten. Das in Scheiben geschnittene Rindfleisch hineingeben, umrühren, abdecken und für mindestens 24 Stunden in den Kühlschrank stellen.
o Heizen Sie den Backofen auf die niedrigste mögliche Stufe vor. Legen Sie die Steakscheiben auf das Backblech. Im Ofen bei leicht geöffneter Ofentür backen. Es sollte fast 4-6 Stunden benötigen, um vollständig auszutrocknen, und Sie müssen das Fleisch nach jeweils zwei Stunden wenden.

8 Keto on The Go Eierbecher

Portionen 8 | Zeit 35 min

Kalorien: 78kcal | Eiweiß: 6g | Fett: 5g | Kohlenhydrate: 2g |

Inhaltsstoffe

o Eier 12
o Gekochter Speck 4 oz
o Cheddar-Käse 4 oz
o Sonnengetrocknete Tomaten 4 oz

Schritte der Vorbereitung

o Heizen Sie den Ofen auf 400F vor
o Legen Sie das Muffinblech in die Muffinform
o Schlagen Sie das Ei in jede Muffinform und füllen Sie sie mit Ihren gewünschten Blend-Ins. Sie können Käse, Wurst und getrocknete Tomaten   verwenden. Sie können sie jedoch stattdessen mit allem ersetzen, was Sie möchten.
o Jetzt würzen Sie es.
o Etwa 15 Minuten backen.

---

9. Keto Post Work Out Shakes

Portionen: 2 | Zeit: 5 min

Kalorien: 447 |Fett: 42 g |Kohlenhydrate: 8,5 g | Eiweiß: 21 g

Inhaltsstoffe

o Vanille-Molkenprotein 2 Messlöffel
o Mandelbutter 1 Esslöffel
o Avocado 1/2 reif
o Chia-Samen 1 Esslöffel
o Vollfett-Kokosnussmilch 1 Tasse
o Eiswürfel 6

Schritte der Vorbereitung

o   Geben Sie alle Zutaten in einen Mixer und pürieren Sie sie dann, bis sie glatt sind.

7.10. Keto-Friendly Trainingsshake

Portionen 1 Smoothie | Gesamtzeit 6 Minuten

Kalorien: 220 kcal | Kalorien: 220 | Nettokohlenhydrate: 3 g | Fett: 15 g | Protein: 11 g

Inhaltsstoffe

o   Avocado ½ gerissen
o   Kakaopulver 1 Esslöffel
o   Vanille-Mandel-Milch 1 Tasse ungesüßt
o   Stevia 1 Teelöffel
o   Kollagen 1 Esslöffel
o   Zimt 1/2 Teelöffel
o   Eiswürfel 5-7

Schritte der Vorbereitung

o   Spülen Sie die Avocado und schneiden Sie sie dann in zwei Hälften. Geben Sie nun die Hälfte der Avocado in den Mixer und heben Sie den Rest für einen weiteren Smoothie auf.
o   Geben Sie nun das Kakaopulver, Kollagen, Zimt, Stevia und die Eiswürfel in den Mixer.
o   Geben Sie nun die Mandelmilch hinzu.
o   Zum Schluss pürieren/pulsieren, bis die Masse cremig ist.
o   In ein Glas umfüllen und servieren.

Fazit

Dieses Buch erklärt die Keto-Diät im Detail, die eine fettreiche, kohlenhydratarme Diät ähnlich der Atkins- und Low-Carb-Diät ist. Dabei wird der Konsum von Kohlenhydraten erheblich reduziert und durch Fett ersetzt. Nach der Lektüre dieses Buches werden Sie einige einzigartige Anliegen und Themen finden, die sich hauptsächlich oder ausschließlich auf Frauen über 50 auf Keto-Diät beziehen. Es gibt einige wichtige Ratschläge für Frauen über 50 auf Keto-Diät und die Probleme, die man beachten muss. Nach der Lektüre dieses Buches werden Sie einige leichte, schnelle und einfache Rezepte für Frauen über 50 kennenlernen. Dazu gehören das Frühstück, das Mittagessen und das Abendessen keto-basierte Rezepte, die kohlenhydratarm sind. Dieses Buch präsentiert auch einige leckere Snacks und Smoothies. Einige Übung und Fitness-Studio freundliche Rezepte sind auch vorgestellt.

Vegan Keto

Ein produktiver Ansatz für Gesundheit und Fettverbrennung mit der Keto-Diät für Veganer;

Der 30-Tage-Mahlzeitenplan für vegane, pflanzliche und kohlenhydratarme Rezepte, um den Keto-Lifestyle und massive Energie zu genießen

Amira Migha

Inhaltsverzeichnis

Einführung

Zunächst einmal möchte ich mich bei Ihnen bedanken und Ihnen dazu gratulieren, dass Sie dieses Buch "*Vegan Keto: A Practical Approach to Health and Weight Loss with the Ketogenic Diet for Vegans; An Easy and Healthy Guide to Vegan Recipes with Plant-Based and Low-Carb to Energize Your Body and Enjoy the Keto Lifestyle*. Ich möchte dies vor allem deshalb tun, weil die Tatsache, dass Sie sich dafür entscheiden, zu versuchen, die Funktionsweise dieser Diät und dieser spezifischen Lebensstilwahl zu verstehen, nur eines bedeuten kann - Sie arbeiten auf eine Veränderung hin.

Sehen Sie, im Gegensatz zu den meisten Diäten, wenn es eine Sache gibt, die die Keto-Diät mit Leib und Seele verkörpert, dann ist es die Vorstellung von lebensverändernden Änderungen im Lebensstil: solche, die nicht nur Gewichtsverlust oder gesundes Leben versprechen, sondern Erlösung.

Nicht ganz sicher, was ich meine?

Denken Sie daran - die Art und Weise, wie wir unseren Körper unendlich vielen verarbeiteten Lebensmitteln aussetzen, und die Kombination von natürlichen Handicaps, mit denen viele von uns tagtäglich umgehen müssen, haben alle die Tendenz, in lebensverändernden Auswirkungen zu kulminieren. Auswirkungen, die viele von uns oder unsere Lieben dazu gezwungen haben, das Leben in Intervallen zu leben, anstatt wie es gedacht war, gelebt zu werden - in Fortsetzung, mit unendlichen Möglichkeiten. Das Gleiche gilt für den veganen Lebensstil. Als Veganer werden Sie nicht nur dazu inspiriert, ethisch auf höherem Niveau zu bleiben, indem Sie sich von allen Produkten auf Tierbasis fernhalten, sondern Sie werden auch gelehrt und ermutigt, alle Formen des Lebens zu verstehen und zu respektieren, einschließlich Ihres eigenen. Ihr Körper ist Ihr Tempel, und Ihre Entscheidungen sind die Art und Weise, wie Sie diesen Tempel schützen.

Vegan Keto: A Practical Approach to Health and Weight Loss with the Ketogenic Diet for Vegans; An Easy and Healthy Guide to Vegan Recipes with Plant-Based and Low-Carb to Energize Your Body and Enjoy the Keto Lifestyle ist mehr als ein bloßer Ratgeber; vielmehr ist es eine Möglichkeit einer anderen Realität, die Ihnen durch die wunderbare Vielfalt einzigartiger Ernährungstherapien, die in den Bereich der vegan-ketogenen Diäten fallen, nahegebracht wird.

Fühlen Sie sich noch ein wenig verwirrt? Machen Sie sich keine Sorgen!

Wir fangen langsam an und erklären Ihnen genau, wie die vegane Welt funktioniert und wie die Ketose funktioniert. Erst wenn wir diese beiden Faktoren eindeutig geklärt haben, gehen wir dazu über, Ihnen die Ursprünge der Diät zu erläutern, auf die Sie sich nun zubewegen. Und erst wenn wir sichergestellt haben, dass Sie mehr als gut informiert sind, gehen wir zu einer sanften Aufschlüsselung der körperlichen Wirkung der Diät und der Vielzahl von Graden über, in denen sie praktiziert werden kann. Und zum Schluss haben wir einen vollständigen Leitfaden mit verschiedenen Rezepten und eine Tabelle, mit der Sie Ihre ersten dreißig Tage der veganen Ernährung skizzieren können.

Das Ziel hier ist einfach: Ihnen dabei zu helfen, eine Lebensstiländerung vorzunehmen, die Ihnen anbietet, jedes dieser Probleme, die Sie bisher nur ungern ausgesprochen haben, am Ende dieser wenigen Kapitel anzugehen. Seien Sie versichert, dass die Person, die Sie heute im Spiegel anstarrt, nicht die Person ist, die Sie am Ende dieses Programms sein werden. Sagen Sie stattdessen "Hallo" zu der Person, die Sie schon immer sein wollten.

Nochmals vielen Dank, dass Sie dieses Buch heruntergeladen haben. Ich hoffe, Sie genießen es!

Kapitel Eins: Die vegane Ernährung

Bevor wir aufs Ganze gehen und versuchen zu verstehen, was Ketose und Veganismus zusammen tun, lassen Sie uns die Schritte aufschlüsseln und versuchen zu verstehen, wie jede dieser Diäten einzeln aussieht.

Warum ist das wichtig?

Denn, einfach ausgedrückt, ist Vegan-Ketose nicht nur eine Diät, sondern eine Kombination aus einer medizinischen Initiative und einer Lebensstiländerung, und die einzige Möglichkeit, wie Sie sicherstellen können, dass Sie genug über die Hybridversion wissen, ist, dass Sie genug über die einzelnen Themen wissen.

Wir beginnen mit der veganen Ernährung, da sie so bekannt ist. Interessanterweise wurde der Begriff *"vegan"* erstmals in den 1940er Jahren von einer Gruppe von Vegetariern geprägt, die sich von der Leicester Vegetarian Society abspalteten und das gründeten, was sie später als "Vegan Society" bezeichneten, deren Ziel es war, Tiere von menschlicher Ausbeutung zu befreien. Wie Sie vielleicht wissen, sind Vegetarier Personen, die sich dafür entscheiden, tierisches Fleisch zu vermeiden, weil sie es für ethisch falsch halten, ein anderes Lebewesen zu verzehren. Was unterscheidet sie also von Veganern? Nun, Veganer hatten das Gefühl, dass die vegetarischen Standards nicht streng genug waren und beschlossen, sich abzuspalten.

Was entspricht also dem veganen Standard? Werfen wir zunächst einen Blick auf ihre Ernährungsvorlieben.

Was ist die vegane Ernährung?

Vegetarier essen zwar kein Fleisch, Fisch und Geflügel, dafür aber tierische Produkte wie Milch, Eier oder Milchprodukte.

Veganer hingegen nicht.

Im Veganismus ist jede Form von Nahrung, die von einem Tier gewonnen wird, einschließlich ihres Fleisches oder ihrer Milch, oder ein nichtpflanzliches Lebewesen, tabu. Infolgedessen werden Sie feststellen, dass viele Veganer dazu neigen, sich stark auf Obst, Gemüse, Nüsse und Vollkornprodukte zu verlassen, um ihre tägliche Ernährung auszugleichen. Ein Nebeneffekt davon ist die Aufnahme von viel Stärke, was eine schlechte Sache sein kann.

Glücklicherweise nehmen Sie durch Ihre tägliche Dosis Gemüse so viele Ballaststoffe zu sich, dass Sie die Stärke so ziemlich herausspülen können, wenn Sie Ihre Mahlzeiten nur richtig ausbalancieren können. Die meisten Veganer sind langsame Konvertiten, also Menschen, die Schritt für Schritt von einer normalen Ernährung zu einer vegetarischen und dann schließlich zu einer veganen Ernährung übergehen. Dies erfordert jedoch eine gewisse Vorausplanung, da im Gegensatz zu vegetarischen Optionen die vegan-freundlichen Optionen begrenzt sind.

Die fünf verschiedenen Arten der veganen Ernährung

Nun, ob Sie es glauben oder nicht, Veganismus ist ein ziemlich populäres Thema, und als solches gibt es eine ganze Reihe von Strömungen des Veganismus. Meistens laufen sie jedoch alle auf diese fünf Grundlagen hinaus.

Diätetischer Veganismus

Veganer sind im Grunde pflanzliche Esser, die sich dazu entschließen, jede Form von tierischen Produkten für den oralen Verzehr komplett zu vermeiden. Das heißt, sie essen nichts, was zu irgendeinem Zeitpunkt Teil eines Tieres war. Sie verwenden jedoch weiterhin tierische Produkte in ihrem Make-up oder als Teil ihrer Kleidung, wie Wolle oder Pelz.

Vollwertiger Veganismus

Ein Vollwert-Veganer hingegen ist ein Veganer, der es vorzieht, Lebensmittel zu essen, die reich an "ganzen" Lebensmitteln sind, wie Obst, Gemüse und Vollkornprodukte, und natürlich Nüsse und Samen. Mehr als über den Konsumfaktor definiert sich der Vollwert-Veganer jedoch über das, was er von seinen Mahlzeiten ausschließt, insbesondere Junk Food oder Süßigkeiten, selbst wenn diese frei von jeglicher Form von tierischen Produkten sind.

Junk Food Veganismus

Ein Junk-Food-Veganer ist jedoch das genaue Gegenteil eines Vollwert-Veganers. Diese Art von Veganern legt Wert darauf, viele verschiedene Arten von verarbeiteten und synthetischen Lebensmitteln zu essen, wobei ihre einzige Sorge darin besteht, dass sie frei von tierischen Produkten sind. Sie werden feststellen, dass in solchen Fällen Personen, die neu im Spiel sind, dazu neigen, sich mit Ersatzprodukten vollzustopfen, die genau in diese Kategorie fallen, wie z.B. falscher Käse oder falsches Fleisch, anstatt sich für die gesündere Option wie Nussbutter oder Tofu zu entscheiden.

Rohkost-Veganismus

Der Rohkost-Veganer ist der Sushi-Samurai der veganen Gemeinschaft. Diese Veganer essen Lebensmittel wie Obst, Gemüse, Nüsse und Samen, und sie legen Wert darauf, sie fast immer roh zu essen. Selbst wenn sie sie kochen, achten sie darauf, sie nicht über 118 Grad Celsius zu kochen.

Fettarmer, rohköstlicher Veganismus

Und schließlich haben wir den fettarmen Rohkost-Veganer. Diese Veganer, die auch als Fruitarier bekannt sind und eine Untergruppe der Rohkost-Veganer sind, legen Wert darauf, fettreiche Lebensmittel wie Avocados oder Nüsse zu begrenzen. Infolgedessen neigen diese Veganer dazu, sich fast ausschließlich von Obst und einem kleineren Anteil an Gemüse zu ernähren.

Gewichtsverlust und Veganismus

Abgesehen von allen altruistischen Aspekten wird der Veganismus jedoch in der Mainstream-Kultur derzeit dazu genutzt, um das Körpergewicht zu reduzieren. Im Vergleich zu ähnlichen Diäten wie Paleo oder Atkins haben vegane Diäten bewiesen, dass sie nicht nur eine Gewichtsabnahme ermöglichen, sondern auch, dass sie nicht das Gefühl hinterlassen, zu hungern. Ein großer Teil davon liegt an der standardmäßig höheren Ballaststoffaufnahme von Veganern aufgrund ihres hohen Gemüseverzehrs. Das bedeutet, auch wenn Veganer viel größere Portionen essen, sind ihre Kalorien nicht so hoch und der Ballaststoffgehalt ist!

Veganismus und Gesundheit

Veganismus ist eng mit der menschlichen Gesundheit verbunden, und das ist ein großer Teil der Gründe, warum Menschen sich vegan ernähren. Die ethischen Grenzen rund um das Essen anderer Lebewesen sind für die meisten anderen Veganer ein wunder Punkt, aber die gesundheitlichen Vorteile sind nicht zu übersehen.

Studien haben wiederholt gezeigt, dass eine pflanzliche Ernährung nicht nur das Risiko von Herzkrankheiten reduziert, sondern auch hilft, Typ-2-Diabetes und Krebs zu kontrollieren und sogar einen vorzeitigen Tod verhindern kann. Tatsächlich ist ein weiterer häufiger Grund, warum sich Menschen zum Veganismus neigen, die angeblichen Nebenwirkungen der Hormone, mit denen die Menschen in den letzten Jahren Geflügel und Rinder gefüttert haben.

Was man als Veganer isst und was nicht

Die Quintessenz ist, dass die vegane Ernährung nicht nur super einfach zu befolgen ist, sondern auch eine großartige Möglichkeit ist, Ihren Körper gesund zu halten, während Sie satt und glücklich bleiben. Aber abgesehen davon stellt sich die Frage, was genau können Sie essen, während Sie vegan leben? Und was noch wichtiger ist, was müssen Sie vermeiden?

Was man isst

Was können Sie essen? Entgegen dem Mythos, dass Veganer nichts außer "Gras" essen können, haben Sie tatsächlich eine große Auswahl an Optionen zur Verfügung. Neben dem Offensichtlichen, wie Gemüse und Obst, können Sie auch Tofu, Hülsenfrüchte und Pflanzenmilch, wie Kokosmilch oder Soja, zu sich nehmen.

Was NICHT gegessen werden sollte

Die "Don't"-Liste im Veganismus ist ziemlich einfach: Wenn es mit einem Tier in Verbindung gebracht wird, lässt man es weg. Das beinhaltet natürlich Fleisch und Geflügel, angefangen bei Rind und Huhn und alles dazwischen. Produkte auf Fischbasis sind ebenfalls tabu, so dass Sardellen, Garnelen, Jakobsmuscheln, Krabben und normaler alter Fisch natürlich alle von der Liste gestrichen sind. Milchprodukte wie Milch, Molke, Käse und Eiscreme sind ebenfalls tabu, das Gleiche gilt für Eier, Honig und Gelatine.

Kapitel Zwei: Vegan-Keto verstehen

Was ist Vegan-Ketose?

Funktioniert das überhaupt?

Um ganz ehrlich zu sein, mag die Verschmelzung dieser beiden speziellen Diäten ungünstig erscheinen, da die vegane Ernährung vollständig pflanzlich ist, was zu einer höheren Kohlenhydrataufnahme führt, und die Keto-Diät ausschließlich Kohlenhydrate enthält, was bedeutet, dass sie Veganern ihre primäre Nahrungsquelle entzieht. Aber man kann sie zum Funktionieren bringen.

Um jedoch zu verstehen, was Vegan-Keto ist und wie es funktioniert, müssen wir zunächst eine Meile in den Schuhen von Keto laufen und versuchen zu verstehen, woher die Keto-Diät stammt und wie sie an den veganen Lebensstil angepasst wurde.

Was ist die Keto-Diät?

Ketose ist der Zustand, in dem Ihr Körper dazu gebracht wird, Fett anstelle von Glukose als Energie zu verbrennen. Die Art und Weise, wie man sicherstellt, dass dies geschieht, ist natürlich durch eine begrenzte Kohlenhydratzufuhr, so dass Ihr Körper keine andere Wahl hat, *als* Fett zu verbrennen. Die meiste Zeit unseres Lebens wurde das Wort "*Diät*" damit assoziiert, dass man sich von all den fiesen fettreichen Lebensmitteln fernhält, die einem um Mitternacht für den letzten Bissen zuwinken. Es steckt jedoch mehr hinter diesem Bild, als wir wissen.

Fette sind, genau wie Proteine oder Kohlenhydrate, eigentlich ein fester Bestandteil einer gesunden menschlichen Ernährung. Warum also verwandelt sie sich in dieses gefräßige Monster, das uns an den falschen Stellen mit Speck aufpolstert?

Nun, vielleicht weil wir uns damit eindecken, aber wir vergessen, sie richtig zu benutzen. Es ist ein bisschen wie an Weihnachten, wenn man all diese Strumpffüller kauft, die als Strumpffüller absolut fabelhaft sind, aber Gott bewahre, dass man versehentlich vergisst, wo man sie hingetan hat, oder irgendwie nicht dazu kommt, sie zu verschicken, denn am nächsten Morgen verwandeln sich all die kostbaren kleinen

Gastgeschenke irgendwie in diese billigen kleinen Schachteln, für die niemand eine Verwendung hat - diese unordentlichen Geschenke, die gestern noch so vielversprechend und voller Potenzial waren.

Im Grunde ist Ihr Fett wie Ihr süßer Weihnachtsstrumpf: großartig, wenn Sie es rechtzeitig auspacken, oder besser gesagt, es rechtzeitig verbrennen, und es ist nicht nur ein Haufen Unordnung und Abfall, der dazu neigt, sich aufzubauen und aufzubauen. Aber das reicht für die Art und Weise, wie die Keto-Diät im Inneren Ihres Körpers funktioniert; lassen Sie uns über die äußeren Aspekte sprechen, oder besser gesagt, lassen Sie uns über einen bestimmten äußeren Faktor sprechen - Ihre Nahrungsaufnahme.

Was sollten Sie in Ihren Körper geben?

Wenn Sie auf der Keto-Diät sind, ist die Antwort relativ einfach: Vermeiden Sie Kohlenhydrate und Zucker und Sie sollten gut zu gehen sein. Auf der Mikroebene kann die Diät jedoch variieren, weshalb es wichtig ist, dass Sie sich eine Minute Zeit nehmen, um die Wissenschaft der Sache zu würdigen.

Die Wissenschaft der Keto-Diät

Zunächst einmal funktioniert die Keto-Diät nach einem einfachen Prinzip - um Fett zu verbrennen, muss man natürlich Fett zu sich nehmen, was bedeutet, dass Ihr Körper effektiv normale Mahlzeiten und Lebensmittel zu sich nehmen kann. Die Überlegung dahinter ist ganz einfach. Bei der Keto-Diät wird ganz klar zwischen Körperfett und Körpergewicht unterschieden. Dabei zielt die Diät nicht nur auf Wasser- oder Muskelgewicht ab, wie es die Fad-Diäten tun. Stattdessen konzentriert sich die Keto-Diät darauf, sicherzustellen, dass jedes Gewicht, das Sie verlieren, echtes Gewicht ist.

Stellen Sie sich das folgendermaßen vor. Der menschliche Körper gewinnt seine Energie aus einer von drei Quellen: Kohlenhydrate, Fette und Proteine. Im Allgemeinen neigen wir dazu, Glukose zu verwenden, die wir durch die Verbrennung von Kohlenhydraten gewinnen. Eine bessere Alternative zu Glukose ist jedoch metabolisierte Beta-Hydroxybuttersäure, die wir aus der Verbrennung von Fett gewinnen. Aufgrund der Art und Weise, wie die Keto-Diät konzipiert ist, beginnt der Körper, sich an einen neuen Status Quo anzupassen - einen, bei dem er, anstatt nach Kohlenhydraten zu suchen, die er abbauen kann, um einen schnellen Energielieferanten zu bekommen, stattdessen Fett verbrennt und dabei eine Art Rückstand den Körper mit höheren Ketonkörpern im Blut überflutet, ein Phänomen, das auch als Ketose bekannt ist.

Die einfache Wissenschaft hinter dieser Diät ist, dass bei einer bestimmten fettreichen Ernährung die Leber diese Ketonkörper produziert, wodurch sie als alternative Energiequelle genutzt werden können. Um es laienhaft auszudrücken: Es entsteht ein Schlupfloch im Körper, durch das man Fett aufnehmen und fast sofort verbrennen kann.

Ketone sind im Grunde genommen Fettabbauprodukte, die daher die Rolle der Glukose als Hauptbrennstoff der meisten Organe im menschlichen Körper und vor allem des Gehirns ersetzen können! Damit ist es aber noch nicht getan. Das Schöne an der Ketose ist, dass dieser besondere Übergang wissenschaftlich erwiesenermaßen gleichzeitig als ungiftige, medikamentenfreie Vorbeugung gegen Krankheiten von Epilepsie bis hin zu Krebs wirkt!

Ketose und Veganismus

Da die Keto-Diät so fettreich ist, ist es viel schwieriger, sie zu praktizieren, wenn Sie nicht die typischen fetthaltigen Lebensmittel, die Ihnen helfen, Ihre Fettaufnahme zu erhöhen, wie Käse oder Butter, einbeziehen können. Aber Schwierigkeit ist nicht gleichbedeutend mit Unmöglichkeit. Es ist immer noch sehr gut möglich, die Keto-Diät durchzuführen, während man Veganer ist. Alles, was Sie tun müssen, ist Ihre Planung aufzufrischen.

Eine Sache, die Sie hier im Auge behalten müssen, ist, dass der Veganismus Ihnen in vielerlei Hinsicht bereits dabei hilft, eine Menge schlechter Fette zu meiden, so dass die Fettzufuhr, die Sie haben, voll von den reichhaltigen guten Fetten ist, die ideal sind, um Ihren Körper in die Ketose zu bringen. Es gibt nur zwei Probleme, das eine ist Ihre Proteinzufuhr und das zweite Ihre Kohlenhydratzufuhr.

Da Gluten und Kohlenhydrate in der Regel Grundnahrungsmittel in der veganen Ernährung sind, kann es ein wenig einschüchternd sein, einen Weg um sie herum zu finden. Das heißt aber nicht, dass es nicht möglich ist. Denken Sie einmal daran, wie einfach es ist, Fleisch durch eine vegane Alternative zu ersetzen, jetzt, wo Sie sich ein wenig mehr an den Veganismus gewöhnt haben. Das Gleiche gilt für Kohlenhydrate. Einfache Dinge wie Reis oder Brot können ohne viel Aufwand durch Kichererbsen oder Blumenkohlreis ersetzt werden, wenn Sie Ihre Mahlzeiten nur richtig planen. Das Hauptproblem bei der Vegan-Ketose ist nicht, dass es nicht geht, sondern dass die Fertigprodukte nicht so leicht erhältlich sind. Überlegen Sie mal! Es gibt zwar veganes Brot oder vegane Patties, aber keine vegan-keto Produkte, die man einfach so im Supermarkt kaufen kann, außer frischem Obst und Gemüse natürlich.

Kapitel 3: Was die Keto-Diät nicht ist!

Bei all den neuen Diäten da draußen ist es schwer, herauszufinden, was was ist. Aber es gibt ein paar deutliche Unterschiede zwischen einer veganen Diät, der Keto-Diät und ihrer Fusion und natürlich jeder anderen Diät, die auf den Markt gekommen ist.

Insbesondere die Keto-Diät unterscheidet sich sehr von diesen anderen Diäten, vor allem wegen ihrer Zielsetzung und der Hintergrundgeschichte, warum sie entwickelt wurde. Im Gegensatz zu den Atkins-, Paleo- oder General Motors-Diäten, die alle formuliert wurden, um die Gewichtsabnahme anzukurbeln, war die ketogene Diät eine medizinisch ausgearbeitete Diät für einen ganz anderen Zweck.

Die Entstehungsgeschichte

Wir haben bereits erwähnt, dass die ketogene Diät, im Gegensatz zu den meisten der heutigen Gewicht-Verlust-Moden, war nicht ein Diät-Plan aus der Verzweiflung geboren, um Gewicht schnell und spürbar zu verlieren. Tatsächlich wurde sie nicht einmal in dieser Ära entwickelt, was, nur damit Sie es wissen, eine gute Sache ist, für den Fall, dass Sie anfingen zu denken, dass die Diäten der Generation der "sofortigen Befriedigung" jemals etwas sein würden, über das es sich lohnt nachzudenken.

Die ketogene Diät ist jedoch viel mehr als ein schneller Crash-Diät-Plan, der Ihnen hilft, in Ihr Hochzeitskleid zu passen. Sie ist, im Gegensatz zu ihren Vorgängern und Nachfolgern, ein gut erforschter, wissenschaftlicher Ernährungsplan, der seinen illustren Ruhm nicht als Gewichtsabnahme-Initiative, sondern als Ernährungsplan begann. Er wurde 1924 von Dr. Russell Wilder von der Mayo-Klinik entwickelt, um Epilepsie effektiv zu behandeln und wurde am berühmtesten von Hollywoods eigener Familie Abraham für ihren damals fünfjährigen Sohn verwendet.

Während die Diät in Hollywood immer noch extrem berühmt ist, wenn auch aus ganz anderen Gründen, wurde die Keto-Diät heute als gesunde Alternative zu den massiv ungesunden Lebensstilen der Reichen und Berühmten, wie z. B. dem Entsaften oder einer der Millionen anderer Modediäten, die jede zweite Woche eingeführt werden, wieder ins Rampenlicht gerückt.

Was echte ketogene Diäten sind

Die echte Keto-Diät ist natürlich eine Rückbesinnung auf ihre wissenschaftlichen Wurzeln und erfordert in der Regel die Einbeziehung eines lizenzierten Ernährungsberaters, der zunächst das Alter, das Gewicht und die körperliche Aktivität der Person mit ihren kulturellen Lebensmittelpräferenzen vergleicht, bevor er eine Ernährungsempfehlung ausspricht.

Die Diät wird jedoch grundsätzlich in einem starren mathematischen Verhältnis erstellt, wobei das Verhältnis von Fett zu Kohlenhydraten bei 4:1, 3:1 oder 2:1 liegen muss. Es ist üblich, dass Kindern ein Verhältnis von 4:1 verordnet wird, da der Energiebedarf von Kindern im Allgemeinen etwa 20 Prozent unter den empfohlenen Tagesmengen liegt. Dies kann sich natürlich je nach Gewicht Ihres Kindes ändern, aber es ist unwahrscheinlich, dass es zu großen Abweichungen kommt.

Für Erwachsene basiert das allgemeine Verhältnis der Wahl jedoch meist auf der 2.000-Kalorien-Diät. Die 2.000 Kalorien erlauben Ihnen etwa 111 bis 167 Gramm Fett und 225 bis 325 Gramm Kohlenhydrate. Die besten Ergebnisse erzielen Sie jedoch, wenn Sie Ihre Kohlenhydratzufuhr so weit wie möglich einschränken, auch wenn das bedeutet, dass Sie unter die erlaubte Zufuhr gehen. Der bevorzugte Bereich für die Kohlenhydratzufuhr liegt eher im Bereich von 100 Gramm.

Was enthält es?

Das Grundnahrungsmodul der Classic-Diät besteht in der Regel aus schweren Cremes, Proteinen und sehr kohlenhydratarmem Gemüse. Es ist auch üblich, reine Fettformen, wie Butter oder Pflanzenöle, als Teil des Plans zu verwenden.

Es ist jedoch erwähnenswert, dass die klassische Keto-Diät für diejenigen von uns, die versuchen, sie für den Veganismus anzupassen, nicht funktionieren wird, es sei denn, wir beginnen, uns stark darauf zu konzentrieren, was wir in Bezug auf Fette, Proteine und Kohlenhydrate essen können und was nicht. Dies ist extrem wichtig für diejenigen unter uns, die die Keto-Diät zur Unterstützung bei gesundheitlichen Problemen anwenden wollen, da neuere Studien gezeigt haben, dass diese Diät in bestimmten Kontrollgruppen nachweislich wirksamer ist als eine Therapie mit Medikamenten gegen

Anfälle. oder Eltern, die mit kranken Kindern zu tun haben. Das bedeutet mehr als nur Seelenfrieden - es bedeutet ein Reich der Möglichkeiten.

Die Probleme mit der Lazy Keto Diät

Da die Menschen in unserer Generation dazu neigen, nicht in der Lage zu sein, das große Ganze zu betrachten, werden Sie in den letzten Tagen feststellen, dass Einzelpersonen mit dem aufkommen, was sie als die Lazy Keto Diät bezeichnen, und um ganz ehrlich zu sein, sind Experten nicht beeindruckt. Die Lazy-Keto-Diät basiert auf der Prämisse, dass, weil Kohlenhydrate der Fluch der Keto-Diät sind und, ehrlich gesagt, sie sind auch so schwer zu zählen während jeder Mahlzeit, dass die einfache Lösung wäre, schneiden Sie Kohlenhydrate alle zusammen von Diäten und nur auf Fett- und Protein-basierte Ernährung abhängen.

Das Problem bei dieser speziellen Form der Ernährung ist jedoch, dass zu viel Protein Sie tatsächlich aus der Ketose herausziehen kann. Lassen Sie uns kurz zurückspulen und noch einmal versuchen zu verstehen, wie die Ketose funktioniert. Die Ketose bringt Ihren Körper dazu, Fett als Energiequelle zu verbrennen, anstatt Kohlenhydrate. Aber Kohlenhydrate sind wichtig, weil sie als Quelle für Glukose dienen, in einem Prozess, der als Glukoneogenese bekannt ist. Das Problem mit zu viel Eiweiß in Ihrer Ernährung ist, dass Sie Ihren Körper ungewollt dazu bringen könnten, Fett abzuschalten und stattdessen Glukose als Energiequelle zu nutzen. Wenn das passiert, verlässt Ihr Körper die Ketose und bringt Sie wieder zurück zum Anfang.

Und das ist nur ein Teil davon. Der Lazy Keto ist auch ernährungsphysiologisch beeinträchtigt. Sie sind nicht nur nicht in der Lage, so viele kohlenhydratreiche pflanzliche Lebensmittel zu sich zu nehmen wie früher, Sie verlieren auch Polyphenole und Antioxidantien, und seien wir ehrlich - Antioxidantien sind nicht immer genug.

Kapitel 4: Was man bei einer veganen Ernährung essen sollte

Eines der Kernprobleme, mit denen die Menschen beim Veganismus konfrontiert werden, ist das Missverständnis, dass Veganer durch den Verzicht auf tierische Produkte in der täglichen Ernährung gezwungen sind, den Umfang ihrer Mahlzeiten einzuschränken und dadurch ständig Kompromisse bei der Qualität der Lebensmittel eingehen müssen. Interessanterweise werden Sie jedoch, wenn Sie tatsächlich mit jemandem sprechen, der Veganer ist und es schon eine Weile ist, feststellen, dass die meisten von ihnen genau das Gegenteil zu behaupten scheinen. Veganismus erlaubt es Ihnen, in Ihre lokalen Naturkostläden einzutauchen und die Bioabteilungen Ihrer Lieblingssupermärkte zu erkunden.

Da Veganer ständig mit einigen der gleichen Elemente arbeiten müssen, werden Sie feststellen, dass viele führende Rezepte von interkontinentalen und interkulturellen Küchen inspiriert sind, insbesondere von südostasiatischen Küchen wie der thailändischen und indischen, wo die vegetarische Bevölkerung riesig ist. Und das gilt nicht nur, wenn Sie zu Hause kochen. Heutzutage gibt es vegane Essensoptionen nicht nur bei Ihrem örtlichen Chinesen oder Inder, sondern auch bei großen Ketten wie Denny's, Taco Bell, Chipotle, Johnny Rockets und sogar Little Caesars.

Die neuen veganen Grundlagen

Unabhängig davon, wie einfach Veganismus erscheinen mag, ist die Wahrheit einer veganen Ernährung, die so viele von uns zu übersehen neigen, dass 90 Prozent der Lebensmittel in einer typischen amerikanischen Ernährung überwiegend auf tierischer Basis sind. Das erste, was Sie als Veganer tun müssen, ist jedoch zu lernen, sich nicht auf abgepackte vegane Lebensmittel zu verlassen. Denken Sie daran, dass abgepackte Lebensmittel voller Natrium und künstlicher Elemente wie künstlichem Käse sind. Wenn Sie nicht aufpassen, kann Ihr einfacher Veggie-Burger Sie sogar mehr Kalorien kosten als ein normaler Rindfleisch-Burger - klingt verrückt, oder?

Also, was nun? Für die meisten Veganer werden Sie feststellen, dass der schwierigste Teil der Aufrechterhaltung einer veganen Ernährung schon immer darin bestand, hochwertige vegane Proteinalternativen zu finden. Dies ist ein so tiefgreifendes Problem, dass selbst heute noch die meisten erfahrenen Veganer feststellen, dass sie einen Proteinmangel haben, weshalb Gemüse und Produkte auf pflanzlicher Basis wie Bohnen, Sojamilch, Quinoa, Tofu, Erdnussbutter und Haferflocken empfohlen werden. Einer der Vorteile der veganen Lebensweise ist jedoch, dass Sie sich eine Menge Kochzeit sparen können, wenn Sie immer darauf achten, dass Ihre Ernährung eine gesunde Mischung aus rohen und gekochten Lebensmitteln ist. Da die meisten veganen Elemente aus Pflanzen und Früchten stammen, ist nicht immer viel Verarbeitung oder Kochen notwendig. Wenn Sie keine Zeit haben, können Sie sich einfach eine Karotte schnappen und rausgehen - keine Mühe, ein Thunfischsandwich zu machen und doch genauso sättigend.

Apropos Sättigung, eine andere Form von Lebensmitteln, denen der Veganismus die Tür öffnet, ist veganes Junk Food. Dies ist heutzutage häufiger der Fall, da so viele synthetische Alternativen zu Lebensmitteln auf dem Markt erhältlich sind, wie z.B. künstlicher Käse oder Fleisch, und obwohl sie gewöhnlich erscheinen mögen, verursachen sie große Ablagerungen im Körper, was für die meisten Veganer den Zweck der gesunden Ernährung des Veganismus teilweise zunichte macht.

Hier sind einige gängige Grundnahrungsmittel, die durch billige und leicht zu findende vegane Alternativen ersetzt werden können, um Ihnen auf Ihrer veganen Reise zu helfen!

Nicht-vegane Wahl	Vegane Alternative	Nutzen und Inhaltsstoffe
Kalte Schnitte	- Feldbraten Vegetarisch Deli Slices - LightLife Smart Deli - TofuTruthahn Deli-Scheiben - Yves	Die meisten der hier erhältlichen Produkte werden mit einer Mischung aus Linsen, wilden Pilzen und gemischten Gewürzen hergestellt, die dafür sorgen sollen, dass das Produkt geschmacksgetreu bleibt, ohne tatsächlich auf Fleischbasis zu sein.
Hamburger	- Amy's Veggie Burger - Boca Original Vegane Burger - Gardein die ultimativen bienenlosen Burger - MorningStar Farms Grillers Veganer Burger - Quorn Vegane Burger - Sol Cuisine Yves fleischlose Rindfleisch-Burger	In Bezug auf Hamburger werden am häufigsten schwarze Bohnen, Gemüsemedleys und Soja sowie eine Vielzahl von Gewürzen verwendet. Die Aufnahme von Linsen ermöglicht es, die Proteingehalte zu erhöhen, ohne Kompromisse bei der Textur oder dem Geschmack einzugehen.
Hot Dogs	- Cedar Lake Deli-Franks - Tofu-Links Feldbraten-Frankfurter - Lightlife Smart Dogs - Tofu-Welpen - SoyBoy Nicht Hunde - Yves fleischloser Hot Dog - Tofu-Hund - Guter Hund	Fleischlose Hotdogs bestehen in der Regel aus Tofu, Weizen, Gluten, Sojaeiweiß, Gewürzen und Lebensmittelhefe sowie Zwiebeln.

Würstchen	- El Burrito SoyRizo - Feldbratwürste - Gardein Frühstücks-Pastetchen - Sol Cuisine Veggie-Frühstückspastetchen - SoyBoy Tofu Frühstück Links - Veggie-Bratlinge - Tofurky Bier-Bratlinge	Die meisten Würste enthalten texturiertes Sojaprotein, Essig, Knoblauch, Tofu und die nötigen Gewürze.
Speck	- Frontier Bac'Uns Vegetarische Leckerbissen - Lightlife Fakin' Bacon Räuchernde Tempeh-Streifen - Phoney Baloney's Kokosnuss Speck - Turtle Island Smokey Maple Bacon Marinated Tempeh - Yves fleischloser kanadischer Speck	Speckstreifen werden aus Bio-Sojabohnen, Weizen, Salz, Hefe, Tofu und oft aus Obst- oder Gemüseersatz hergestellt.
Rindfleisch	- Amys Veggie-Fleischbällchen - Boca Erdkrümel - Feldbraten Klassischer Hackbraten - Gardein BBQ Riblets - Fleischloser Boden - Nates fleischlose Frikadellen - Yves Klassische Veggie-Fleischbällchen - Lightlife Smart Strips Steak	Die meisten Rindfleischersatzprodukte enthalten texturiertes Sojaprotein, schwarze Bohnen oder Hülsenfrüchte, Essig, Knoblauch, Tofu und die erforderlichen Gewürze.

Huhn	- BeyondMeat Hühnerfleischfrei-Streifen - Boca Chik'n Patties - Feldbraten Celebration Braten En Croute - Lightlife Smart Strips Chick'n - MorningStarFarms Mahlzeit Vorspeisen - Gesundheit ist Reichtum Hühnerfleischfrei Patties - Gesundheit ist Reichtum Hähnchenfrei-Nuggets - Gesundheit ist Reichtum Huhn frei Buffalo Wings	Die meisten Hähnchenersatzprodukte enthalten texturiertes Sojaprotein, Linsen, Bohnen oder Hülsenfrüchte, Tofu, Tempeh und die entsprechenden Gewürze.
Eier	- Ener-G Ei-Ersatz - Der Vegg - Mandelbutter	Vegane Eier werden hauptsächlich aus Kartoffel- und Tapiokastärke hergestellt.
Milch	- Earth Balance Sojamilch - Gute Karma Flachs Milch - So Delicious Kokosnussmilch - ZenSoy Sojamilch - Schmecken Sie den Traum Sojamilch - Almond Plus 5x Mandelmilch - Vollkorn-Reisemilch	Milchalternativen.
Milchkännchen	- So Delicious Kokosnuss-Creamer - Silk Sojamilch und Creamer - Daiya Creme	Dasselbe wie oben.

Käse	- Daiya Schnitzel - Daiya-Scheiben - Daiya-Keil - Daiya Cheese Style Aufstrich - GO Veggie! Vegane Schnitten - Teese Veganer-Käse - Veganer Gourmet - WayFare Wir können nicht sagen, dass es Käse ist	Vegane Käsesorten werden überwiegend aus milchfreier Milch entwickelt.
Mayonnaise	- Earth Balance Mindful Mayo - Folgen Sie Ihrem Herzen Veganaise - Nasoya Nayonaise - Nayo Ausgepeitscht - Spektrum Leicht-Raps-Mayo	Vegane Mayonnaise besteht aus Rapsöl, braunem Reissirup, Apfelessig, Sojaprotein, Senf, Mehl und ähnlich kategorisierten Zutaten.
Butter	- Earth Balance Butteraufstrich - Smart Balance Bio-Schlagbutteraufstriche	Vegane Buttersorten gehören zu den am häufigsten erhältlichen veganen Produkten und umfassen Pflanzenöle und Margarine.
Saure Sahne	- Tofutti Besser als saure Sahne - Vegane Gourmet-Sauerrahm-Alternative - WayFare Wir können nicht sagen, dass es saure	Vegane saure Sahne wird in der Regel aus rohen Cashews, Zitronensaft und Essig hergestellt.

	Sahne ist	
Joghurt	- Almond Dream Nicht-Milch-Joghurt - Amande Kultivierte Mandelmilch - Silk Fruchtig und Cremig Kultivierte Sojamilch - Wildwood Sojajoghurt - WholeSoy Soja-Joghurt	Vegane Joghurts haben eine große Auswahl an Basen, angefangen bei milchfreien Milchsorten wie Kokosnuss, Mandel, Flachs, Cashew und Hanf. Sie fügen Probiotika hinzu, um sicherzustellen, dass das Produkt reich an Nährwerten ist.
Eiscreme	- Luna und Larrys Kokosnuss-Glückseligkeit - Schmecken Sie den Traum Soja-Traum - Verlockung Veganes Speiseeis - Turtle Mountain So köstlich - WayFare Wir können nicht sagen, dass es Eiscreme ist	Das meiste vegane Eis wird überwiegend mit Kokosmilch und anderen Milchersatzstoffen wie Soja und Mandel hergestellt, zusammen mit den erforderlichen Aromastoffen.

Kapitel 5: Vegan kochen zu Hause

Wenn Sie anfangen, vegane Gerichte zu Hause zu kochen, werden Sie feststellen, dass das meiste davon eine ganz normale, alltägliche Küche ist, an die Sie bereits gewöhnt waren. Die einzigen Unterschiede liegen in der Regel in den Kochprodukten, die Sie verwenden, und in der Notwendigkeit, bei Bedarf geeignete Ersatzprodukte zu finden. Das Einzige, was Sie tun müssen, ist, eine Liste mit Grundnahrungsmitteln zu erstellen, zumal wir uns hier nicht nur auf vegane Mahlzeiten, sondern auch auf ketofreundliche Mahlzeiten konzentrieren.

Vielleicht möchten Sie zunächst in ein großartiges veganes Kochbuch investieren, aber selbst wenn Sie das nicht tun, hat unser letztes Kapitel Sie abgedeckt, mit über dreißig Rezepten, die eine große Vielfalt an Lebensmitteln beinhalten, die alle perfekt für Veganer sind, die an der Ketose-Induktion arbeiten.

Finden Sie Ihre Heftklammern

Für Veganer sind Ihre Grundnahrungsmittel in der Regel eine Sammlung von gebratenem Gemüse, Salaten, gebratenem Gemüse, Sandwiches, Suppen, Shakes und Eintöpfen. Zum Glück für Sie sind all diese Gerichte nicht nur einfach zuzubereiten, sondern es gibt auch unzählige Variationen, was bedeutet, dass Sie Ihr einfaches Süßkartoffel-Rührbraten heute mit Brokkoli und Pilz-Rührbraten morgen austauschen können. Wenn man es genau nimmt, gibt es auf dem Markt viel mehr Gemüse als Fleisch. Auch hier besteht Ihre Aufgabe lediglich darin, einen Weg zu finden, diese Basics mit Gewürzen und Soßen zu kombinieren, um das Interesse zu erhalten.

Eine andere Sache, die viele Menschen vergessen, ist die Bedeutung einer gut ausgestatteten Küche. Sobald Sie den Schritt ins Veganertum machen, gibt es eine Handvoll Dinge, die Sie in Ihrer Küche haben müssen. Im Allgemeinen sind das für Nicht-Veganer Eier, Milch und Brot; für Sie sind es Apfelmus, Nährhefe und Sojasauce.

Aber warum gerade diese drei?

Für den Anfang ist Apfelmus ein perfekter Ersatz für Eier und Butter beim Backen. Wenn Sie also in der Stimmung für einen Muffin oder Kekse oder auch nur ein Topping für Ihre Pfannkuchen sind, ist Apfelmus der Weg zu gehen. Wenn Sie den Geruch nicht mögen, versuchen Sie, es mit einem Hauch von Zimt zu würzen, und Sie sind gut zu gehen. Ein weiteres Element, das die meisten Menschen vermissen, wenn sie einmal vegan geworden sind, ist Käse, und es ist auch überraschend schwer, ohne ihn zu kochen. Nudeln, Pizza und sogar Soßen verlangen heutzutage nach Käse, und vegane Käsesorten schmecken nicht immer so gut. Überraschenderweise schmeckt Nährhefe jedoch erstaunlich gut, und sie ist auch noch gut für Ihren Körper! Sojasauce ist ein weiterer Lebensretter. Um ganz ehrlich zu sein, sind alle Formen von Produkten auf Sojabasis erstaunlich. Sojamilch, Sojatofu, Sojasauce, was immer Sie wollen. Es ist alles himmlisch für einen veganen Haushalt. Sojasoße ist jedoch etwas Besonderes, weil sie vegane Grundnahrungsmittel wie Salate, Currys und Eintöpfe so toll ergänzt.

Und was hilft sonst noch?

1. *Hafer* - Hafer ist eine wunderbare Ergänzung für jede vegane Ernährung. Sie enthalten weniger Kohlenhydrate als Reis und eignen sich hervorragend als Bindemittel für alternative Produkte wie Burger-Patties, Haferflockenriegel und sogar Kekse!

2. *Bohnen und Linsen* - Bohnen und Linsen sind eine weitere Kategorie von Lebensmitteln, in die Sie regelmäßig investieren sollten. Sie sind nicht nur beide großartig für Salate und Eintöpfe, sie funktionieren auch gut in Nudelgerichten wie Bolognese.

3. *Leinsamen* - Eine weitere Sache, die Sie im Auge behalten sollten, ist, dass das größte Risiko, das Sie als Veganer eingehen, das des Nährstoffmangels ist. Nur weil Sie sich gesund ernähren, bedeutet das nicht, dass Sie alle notwendigen Proteine oder Vitamine bekommen. Leinsamen sind hier eine große Hilfe. Es ist nicht nur eine großartige Möglichkeit, um Eier in Bezug auf Proteine zu ersetzen, es kann auch einfach in Salate und Smoothies gegeben werden, um die Nährstoffzahl zu erhöhen.

4. *Cashewnüsse* - Cashewnüsse sind nicht nur die am besten schmeckende Nuss überhaupt, sondern auch eine großartige Quelle für Milchprodukte, weshalb

Cashewmilch und Cashewkäse eine großartige Möglichkeit sind, Geschmack und Nährstoffe in Ihr morgendliches Hafermehl oder Ihren nachmittäglichen Eintopf zu bringen.

5. *Bananen* - Wenn es um Früchte geht, sind Bananen der heilige Gral der Veganer, und das nicht nur, weil sie super einfach zu essen und in die Arbeit zu tragen sind. Sehen Sie, Bananen sind eine großartige Grundlage, weshalb sie in Haferflockenschalen, Smoothies, Eiscreme und sogar als Ei oder Zuckerersatz beim Backen verwendet werden.

6. *Apfelessig* - Eine weitere Sache, die Veganer lieben und die Sie lieben sollten, vegan oder nicht, ist Apfelessig. Wenn Sie die neuesten Diät-Moden verfolgen, wissen Sie alles über Kurkuma-Tee mit Zitrone und Apfelessig, die den Konsens der Gesundheitsnüsse dominieren. Das Produkt ist ein Wundermittel. Es spielt nicht nur eine wichtige Rolle bei der Gewichtsabnahme und Fettverbrennung, es ist auch überraschend schmackhaft, wenn man es auf Salate oder in Suppen gibt, was bedeutet, dass Sie genau wissen, womit Sie Ihren montäglichen Eiersalat ersetzen können!

7. *Zitronen* - Wenn das Leben dir Zitronen gibt, machst du Limonade, aber als Veganer kannst du so viel mehr machen! Angefangen von aromatisierten Getränken bis hin zu Salaten, Reisschüsseln und Veggie-Sautés, Zitronen sind der beste Geschmacksverstärker im veganen Arsenal.

8. *Datteln* - Auch Datteln sind ein absolutes Wunder. Während Zucker in der veganen Ernährung kein No-No ist, ist er es in der Keto-Diät, weshalb dieser perfekte Zuckerersatz nicht nur in Smoothies und Energiebällen funktioniert, sondern auch in fast allen Desserts!

9. *Gefrorene Beeren* - Und schließlich, last but not least, Beeren. Aber keine normalen Beeren, die verderben und Ihr Budget und Ihre Stimmung ruinieren, sondern gefrorene Beeren. Sie können jederzeit herausgenommen und in Ihre Haferflocken oder Ihren Muffinteig gegeben werden. Gefrorene Beeren sind die perfekte süße Leckerei, um Sie glücklich zu machen und gleichzeitig gesund zu bleiben!

Kapitel 6: Werkzeuge für den Erfolg

Wenn Sie wirklich vegan werden wollen, müssen Sie sicherstellen, dass Ihre Küche gut ausgestattet ist, um Ihnen zu helfen, der beste vegane Koch zu sein, den es gibt, aber Sie müssen keinen "perfekten" Werkzeugkasten finden oder sicherstellen, dass Ihre Küche wie eine gut geölte Uhr läuft.

Der Werkzeugkasten für die vegane Küche

Sie werden auch bald feststellen, dass Sie als veganer Koch einen großen Teil Ihrer Kochzeit dem Zerkleinern von verschiedenen Gemüsesorten oder alternativ dem Schälen von Früchten widmen werden. Das bedeutet, dass das erste, was Sie als veganer Koch brauchen werden, ein Satz professioneller Messer ist. Wenn Sie bereits kochen, haben Sie wahrscheinlich schon ein paar Gebrauchsmesser und denken, dass das ausreicht, aber Sie könnten nicht falscher liegen. Da Sie diese Messer ständig benutzen werden, möchten Sie Messer verwenden, die bequem in der Hand liegen und vor allem extrem scharf sind, da stumpfe oder stumpfe Messer oft zu Küchenunfällen führen. Außerdem sollten Sie sich ein wirklich gutes Schneidebrett zulegen; die Verwendung kleinerer Plastikschneidebretter ist nicht nur unordentlicher, sondern kann auch extrem lästig sein, wenn Sie mehrere Gemüsesorten schneiden müssen, was zu einer Menge Volumen auf einer beengten Fläche führt.

Wenn Sie das Budget haben, versuchen Sie, sich eine gute Küchenmaschine oder zumindest eine Salatschleuder zu besorgen. Kennen Sie all diese schicken Instagram-Posts über Zucchini, die sich in perfekt geformte Spaghetti verwandeln? Nun, genau das hier ist das Geheimnis. Das ist wirklich wichtig, denn alltägliches Gemüse in dünne Scheiben zu schneiden ist nicht nur zeitaufwendig, sondern auch extrem monoton, was bedeutet, dass Sie es viel seltener tun werden, wenn es nicht bequem ist. Und lassen Sie uns Ihnen gleich sagen, dass es nicht bequem ist, Ihre Zutaten ständig von Hand nachfüllen zu müssen.

Sie werden auch in Dosenöffner investieren wollen; versuchen Sie, die elektronische Version dieser Artikel zu vermeiden, da sie bei Erwachsenen zu schwerer Arthritis führen können, besonders wenn sie ständig benutzt werden. Versuchen Sie stattdessen, in ein qualitativ hochwertiges, handgekurbeltes Modell der alten Schule zu investieren. Diese sind nicht nur in der Regel billiger, sondern auch viel einfacher zu warten und sauber zu halten.

Spatel und Grillwender sind zwei weitere unentbehrliche Küchenhelfer. Sie können aus einer Vielzahl von Stilen und Größen wählen, obwohl die Metallversionen dazu neigen, den Boden von antihaftbeschichteten Pfannen abzukratzen, daher ist es ratsam, dass Sie versuchen, bei einer Silikon- oder Melaminversion zu bleiben. Denken Sie jedoch daran, dass Sie nicht versuchen sollten, zu knausern und einen Nylon-Plastikspatel zu kaufen, da die Wahrscheinlichkeit groß ist, dass Sie ihn irgendwann in der Pfanne lassen und ihn zum Schmelzen bringen.

Wenn es um das luxuriösere Ende der veganen Küche geht, werden Ihre Lieblingsartikel ein Instant-Topf und ein Mixer sein. Instant-Töpfe sind großartig, denn sie ermöglichen es Ihnen nicht nur, Ihre Kochzeit um mindestens zwanzig Minuten zu verkürzen, sondern ersetzen so viele verschiedene Geräte wie einen Schnellkochtopf, einen Slow Cooker oder einen Reiskocher, was Ihnen wiederum so viel mehr Platz auf der Theke gibt, um Ihr Gemüse zu hacken oder auch nur Ihre Gewürze anzuordnen.

Mixer fallen in die gleiche Kategorie; sie machen Ihr Leben so viel einfacher. Während Sie immer ein billigeres Modell bekommen können, sollten Sie immer versuchen, ein besseres zu bekommen, wenn Sie es sich leisten können, weil Mixer wie ein Vitamix oder der NutriBullet nicht nur gute Geräte sind; sie kommen auch oft mit Flaschen, die Sie mitnehmen können, so dass Sie nicht eine separate Thermoskanne für Ihre Protein-Shakes verwenden müssen. Wenn Sie es sich leisten können, sollten Sie sich auch einen Stabmixer zulegen. Damit können Sie nicht nur Ihre Suppe direkt im Topf pürieren, sondern sparen sich auch das lästige Aus- und wieder Eingießen der Suppe.

Kapitel 7: Kluges Einkaufen und wie Sie sparen können

Bedeutet veganes Einkaufen nun also, dass man all die Bio-Produkte kaufen muss, die ständig teurer sind? Ehrlich gesagt, nein! Tatsächlich kann es Ihnen helfen, ein besseres Budget zu haben, wenn Sie vegan leben. Alles, was Sie tun müssen, ist zu wissen, wie Sie einkaufen und was Sie kaufen. Im Gegensatz zu denjenigen von Ihnen, die Fleisch, Käse und Eier kaufen müssen, die alle zu den begehrtesten und daher teuersten Produkten in Ihrem örtlichen Lebensmittelgeschäft gehören, bereitet Sie die vegane Lebensweise tatsächlich auf einen viel budgetfreundlicheren Lebensstil vor.

Bevor wir darauf eingehen, warum es so viel leichter ist, vegan zu leben, sollten wir Ihnen erklären, wie Sie einkaufen, wenn Sie sich pflanzlich ernähren wollen. Für den Anfang sollten Sie auf jeden Fall eine Liste haben. Da pflanzliche Produkte dazu neigen, zu verderben, müssen Sie Ihre Mahlzeiten planen, damit Sie genau so viel kaufen können, wie Sie brauchen, ohne dass Ihre Lebensmittel schlecht werden. Versuchen Sie trotzdem sicherzustellen, dass einige Ihrer Grundnahrungsmittel billiger sind. Die meisten lokalen Bauernmärkte haben ein halbes Dutzend Tomaten oder Pilze für einen Dollar oder weniger im Angebot, so dass dies eine schnelle und einfache Möglichkeit ist, bei frischen Produkten zu sparen. Eine weitere Sache, die Sie tun möchten, ist sicherzustellen, dass Sie Konserven und Tiefkühlkost vermeiden; Während zwei Stängel Mais Sie einen Dollar kosten können, kann eine Dose Zuckermais Sie zwei kosten. Nehmen Sie sich beim Einkaufen Zeit, damit Sie sich nicht gehetzt fühlen, und stellen Sie sicher, dass Sie nie hungrig einkaufen gehen - Sie nehmen am Ende Tausende von Artikeln mit, die Sie nicht brauchen. Versuchen Sie stattdessen, sich an Ihre Liste zu halten, und improvisieren Sie nur, wenn Sie ein Angebot sehen.

Warum ist die vegane Lebensweise ein einfacher Weg, Geld zu sparen?

Nun, für den Anfang ist der Kauf in großen Mengen viel einfacher. Sie können natürlich kein Fleisch oder fleischbasierte Produkte in großen Mengen kaufen, da sie sonst schlecht werden. Aber vegane Produkte wie Reis, Bohnen, Haferflocken, Linsen und sogar Nährhefe können Sie in der Lebensmittelabteilung Ihres Supermarktes in großen

Mengen kaufen. Warum sollten Sie in großen Mengen kaufen? Weil Sie dann keine Produkte kaufen müssen, die wegen der Verpackung teurer sind. Außerdem bedeutet weniger Plastik, dass Sie den Planeten retten, also eine Situation, bei der beide Seiten gewinnen. Selbst wenn Ihr örtlicher Lebensmittelladen keine Lebensmittel in loser Schüttung anbietet, können Sie immer zu einem größeren Geschäft wie Walmart gehen und Fünf- bis Zehn-Pfund-Säcke mit Reis oder anderen Grundnahrungsmitteln kaufen. Aber denken Sie daran, dass wir versuchen, die Keto-Diät zu befolgen, also werden Sie den Reis so weit wie möglich vermeiden wollen.

Und wenn man wirklich selbst anbauen will, braucht man entgegen der landläufigen Meinung nicht viel Platz. Selbst wenn Sie in einer Wohnung leben, nehmen Topfpflanzen nicht wirklich viel Platz weg und können einfach auf den Balkon gestellt werden. Darüber hinaus liefern sie nicht nur eine gute Menge an wöchentlichem Ertrag, sondern Sie können Ihre eigenen frischen Lebensmittel anbauen und haben all diesen frischen Sauerstoff im Haus.

Kapitel 8: Zu vermeidende Fehler bei der Umstellung auf Vegan

Ein häufiges Missverständnis der meisten Veganer ist, dass, nur weil sie sich pflanzlich ernähren, ihr Ernährungsplan automatisch gesünder sein muss. Tatsächlich ist die Beibehaltung einer abgerundeten vegetarischen Ernährung von zentraler Bedeutung für die Erhaltung einer guten Gesundheit als Veganer. Da Sie als Veganer die meisten natürlichen Proteinquellen weggelassen haben, neigen Sie dazu, Ihren Proteinkonsum stark zu verringern, was nur eines der Dinge ist, die Sie im Auge behalten müssen. Sie wollen sicherstellen, dass Ihre vegane Reise eine glückliche ist.

Eines der grundlegenden Dinge, die Sie im Auge behalten müssen, ist die Zusammensetzung der Artikel, die Sie zum Austausch gegen Proteine verwenden.

Betrachten wir zum Beispiel Mandelmilch. Mandelmilch ist zwar eine sehr beliebte Alternative zu normalen Milchprodukten, aber nicht wirklich gesünder. Eine Tasse fettarme Kuhmilch enthält in der Regel etwa zwei Eiweißkalorien oder 8 g Eiweiß. Im Gegensatz dazu hat eine Tasse süße Mandelmilch nur etwa 1 g Protein; das ist nicht einmal eine halbe Kalorie. Das Gleiche gilt für viele Lebensmittel auf Sojabasis wie Veggie-Burger, Nuggets, Käse usw. Darüber hinaus sind viele Produkte, die als vegetarisch oder vegan vermarktet werden, so überverarbeitet, dass sie eine Menge Zucker enthalten, während sie extrem arm an tatsächlichen Nährstoffen sind.

Ein weiteres großes Problem, mit dem viele Veganer konfrontiert sind, ist Vitaminmangel. Am häufigsten manifestiert sich dies in Form eines Mangels an Vitamin B12. Das liegt daran, dass Vitamin B12 im Allgemeinen in tierischen Produkten enthalten ist, wie z. B. in Fleisch, Milchprodukten, Käse, Eiern usw. Der Mangel an Vitamin B12 ist tatsächlich extrem schädlich für den Körper. Er führt nicht nur zu Gedächtnisverlust, sondern kann auch zu Anämie führen, die bei Diätwilligen Schwindelgefühle auslöst. Eine kluge Sache wäre es, Ihren B12-Spiegel zu überwachen und sicherzustellen, dass die Lebensmittel, die Sie essen und die Ergänzungen, die Sie einnehmen, reich an B12 sind.

Ein weiterer großer Fehler, zu dem Veganer bei Diäten neigen, ist, dass sie versuchen, ihre täglichen Kalorien viel stärker einzuschränken, als sie es müssen. Denken Sie daran, dass Kalorien wie ein böses Wort klingen, vor allem, weil es in den Medien so dargestellt wird, aber Kalorien sind essentiell für die Funktionsfähigkeit Ihres Körpers. Wenn Sie die Kalorienzufuhr zu sehr einschränken, wird Ihr Körper nicht nur mit einem Nährstoffmangel konfrontiert, sondern kann auch in einen Winterschlaf versetzt werden, was bedeutet, dass Ihr Stoffwechsel langsamer wird, d. h. Ihre Nahrung wird nicht so schnell verarbeitet und Sie werden an Gewicht zunehmen.

Ein weiterer großer Fehler ist die unzureichende Flüssigkeitszufuhr. Ausreichend Wasser zu trinken ist zwar für jeden wichtig, aber für Vegetarier und Veganer ist es wegen der ballaststoffreichen Mahlzeiten, zu denen pflanzliche Ernährung tendiert, besonders wichtig. Wenn Sie mehr Wasser trinken, können Ihre Ballaststoffe in den Verdauungstrakt gelangen und Probleme wie Magenschmerzen, Verstopfung und Blähungen verhindern. Es wirkt im Grunde wie ein Schmiermittel in Ihrem Darm. Tatsächlich kann das Versäumnis, während einer veganen Ernährung ausreichende Mengen an Wasser zu trinken, zu Herzkrankheiten, Schlaganfällen, Diabetes und einer ganzen Liste anderer Beschwerden führen.

Kapitel 9: Maximierung der Gewichtsabnahme

Vegan zu sein ist eher eine Entscheidung für einen Lebensstil, während Keto eher eine tatsächliche Diät ist. Wenn Sie sich also auf extremen Gewichtsverlust konzentrieren wollen, müssen Sie sich mit der Wissenschaft der Ketose auseinandersetzen und dann herausfinden, wie Sie diese spezifischen Formeln auf eine Art und Weise verwenden, die Ihre veganen Prinzipien nicht verletzt.

Aber zuerst müssen Sie versuchen zu verstehen, welche Formen der Keto-Diät am vorteilhaftesten für die Gewichtsabnahme sind. Bedenken Sie, dass die ketogene Diät ursprünglich nicht konstruiert wurde, um eine Gewichtsabnahme herbeizuführen; die Diät war eine medizinische Diät, die formuliert wurde, um bei bestimmten Beschwerden zu helfen. Der Aspekt der Gewichtsabnahme scheint ein zusätzlicher Vorteil zu sein, aber nicht die grundlegende Absicht der klassischen ketogenen Diät.

Hier finden Sie einige alternative Formen der ketogenen Diät, die der Gewichtsabnahme zuträglicher sind, sowie einen allgemeinen Überblick darüber, wie sie funktionieren, was Sie tun müssen, wenn Sie sie anwenden, und wer die spezifischen Zielgruppen sind.

Ketogene Diät: Die mittelkettige Triglycerid (MCT)-Variante

Allgemeiner Überblick über die MCT-Keto-Diät

Die MCT-Diät ist eine Variante der Keto-Diät, die im Allgemeinen als laxere Variante gilt. MCT bezieht sich grundsätzlich auf eine bestimmte Art von Öl. MCT-Öle sind im Gegensatz zu LCT-Ölen dafür bekannt, dass sie leichter Ketone produzieren, was es den Anhängern dieser speziellen Diät letztlich erlaubt, sich während des Diätplans mehr Kohlenhydrate und Proteine zu gönnen.

Was enthält es?

Das grundlegende Nahrungsmodul der MCT-Diät ist ein 1:1-Verhältnis von Fetten zu Kohlenhydraten. Das macht diese Version der Diät so viel erwachsenenfreundlicher. Sie dürfen nicht nur eine größere Vielfalt an Komponenten der Diät zu sich nehmen, sondern auch größere Portionen, was es vielen Erwachsenen leichter machen kann, sich an die MCT-Variante statt an den Klassiker zu halten. Das Ziel ist einfach: Wenn Sie genauso viel Fett wie Kohlenhydrate zu sich nehmen, wird der Körper, anstatt sich auf die Kohlenhydrate zu fixieren, auf die Fettkomponente umschalten und mit der Fettverbrennung beginnen, wodurch der Körper in die Ketose rutscht.

Wem hilft diese Diät?

Die MCT-Variante der Keto-Diät ist perfekt für diejenigen unter Ihnen, die am gewichtsreduzierenden Aspekt der Keto-Diät interessiert sind. Die Diät ist nicht nur einfacher zu befolgen als die Classic-Diät, sie ist auch leichter als Lebensstilwahl beizubehalten, was für langfristige Diäten entscheidend ist. Im Gegensatz zur Easy Keto-Version der Diät bleiben hier die Kohlenhydrate, was dazu beiträgt, dass der Körper nicht durch Glukose aus der Ketose herausgelöst wird, und gleichzeitig müssen Sie sich nicht selbst schlagen, wenn Ihre Kohlenhydratquote die 80- bis 100-Gramm-Marke überschreitet, was der allgemeine Standard für einen optimalen Gewichtsverlust ist.

Ketogene Diät: Die Low Glycemic Index Behandlung (LGIT)

Allgemeiner Überblick über die LGIT-Diät

Technisch gesehen ist die LGIT-Diät keine Variante der Keto-Diät wie die MCT, sondern eher eine "ähnliche" fettreiche Diät. In jeder Hinsicht ist die Diät so gut wie eine Variante. Sie wird zur Behandlung von Krampfanfällen eingesetzt und setzt auf denselben niedrigen Kohlenhydrat- und niedrigen glykämischen Index. Der einzige große Unterschied besteht darin, dass die LGIT-Diät im Gegensatz zur Keto-Diät nicht darauf abzielt, den Körper in einen Zustand der Ketose zu versetzen, und es daher weniger wahrscheinlich ist, dass sie Manifestationen der Unterzuckerung wie Übelkeit hervorruft.

Was enthält es?

Das grundlegende Lebensmittelmodul der LGIT-Diät basiert auf dem glykämischen Index. Die Diät schränkt Kohlenhydrate ein, die auf dem glykämischen Index höher als

50 sind. Trotz dieser Einschränkungen ist die LGIT-Diät als Erwachsener viel einfacher zu befolgen. Die Tatsache, dass sie in Portionsgrößen und nicht in Gramm gemessen wird, ermöglicht es Ihnen, in Restaurants zu essen oder Ausflüge zu machen; Sie müssen nur ein wenig mehr Planung in Ihre Ausflüge stecken.

Wem hilft diese Diät?

LGIT ist dafür bekannt, dass sie bei Kindern und Erwachsenen gut funktioniert. Die Diät muss jedoch wie die klassische Keto-Diät von einem Arzt überwacht werden. Erwachsene, die diese Diät anwenden, haben über einen günstigen Gewichtsverlust berichtet; es ist jedoch wichtig, dass die Nachuntersuchungen monatlich stattfinden, da die Diät darauf abzielt, Anfälle und Gewicht durch sorgfältige Kontrolle des Blutzuckerspiegels zu reduzieren. Denken Sie daran, dass es hier um eine gesunde Lebensweise geht.

Ketogene Diät: Die modifizierte Atkins-Diät (MAD)

Die modifizierte Atkins-Diät ist möglicherweise die einfachste der Keto-Diäten oder Ketoähnlichen Diäten. Zum einen hat die Diät keinerlei Einschränkungen in Bezug auf Kalorien oder Flüssigkeit. Alles, was Sie tun müssen, ist Ihre Kohlenhydrataufnahme auf etwa 15 Kalorien pro Tag zu begrenzen. Die Diät ist in der Tat so nachsichtig, dass das Frühstück bei der Atkins-Diät von Speck und Schinken bis hin zu Käse-Omeletts reichen kann, alles gekrönt mit einer gesunden Portion Butter auf Ihrem Brot auf Nicht-Kornbasis. Das ist natürlich keine Option für den veganen Atkins-Anhänger, aber das Prinzip bleibt das gleiche. Die Kohlenhydratzufuhr ist auf 15 Kalorien begrenzt, was etwa 60 Gramm Kohlenhydraten entspricht. Beachten Sie, dass diese spezielle Diät hier auch bei der Obstaufnahme etwas restriktiv ist, aber das liegt hauptsächlich an der Kohlenhydratzahl. Low-Carb-Gemüse sind in Ordnung und tolle Ergänzungen zu Ihrer Mahlzeit, also halten Sie sich nicht zurück.

Wem hilft diese Diät?

Die modifizierte Atkins-Diät eignet sich hervorragend, um Ihnen oder Ihrer Familie den Einstieg in die Keto-Diät zu erleichtern, vor allem weil sie so lax mit der

Kohlenhydratzufuhr umgeht, die allgemein als der schwierigste Teil der Aufrechterhaltung einer ketogenen Diät gilt.

Alles in allem sollten Sie sich von den oben dargestellten Diäten auf die LGIT-Diät oder die modifizierte Atkins-Diät konzentrieren, wenn Sie beabsichtigen, Ihre Keto-Reise bequem von zu Hause aus zu beginnen. Beides sind individualisierte Diätpläne, gelten aber weithin als weniger rigide als die klassische ketogene Diät, die Sie wie die MCT-Diät am besten nur nach einer ausführlichen Beratung mit Ihrem Arzt beginnen sollten!

Kapitel 10: Rezeptur-Zentrale

Bei all dem Gerede darüber, wie sich die Keto-Diät auf Veganer auswirkt und worauf wir bei den Lebensmitteln achten müssen, kann es ein wenig schwierig sein, genau die richtigen Mahlzeitenrezepte zu finden, vor allem, wenn Sie neu in der Keto-Welt oder der veganen Welt sind und noch Substitutionen erforschen.

Zum Glück für Sie haben wir uns zusammengerissen und dafür gesorgt, dass Sie eine große Auswahl an keto- und veganfreundlichen Mahlzeiten haben, angefangen vom Frühstück über Hauptgerichte bis hin zu Snacks und Desserts.

Also, lasst uns reinhauen!

5 Frühstücksrezepte zum Ausbrechen

Obwohl das Frühstück die wichtigste Mahlzeit des Tages ist, würden Sie schockiert sein, wie viele Menschen dazu neigen, diese Mahlzeit auszulassen, nur weil es scheint, dass es so früh am Morgen schwer zu schaffen ist. Ehrlich gesagt, mit den richtigen Zutaten und den richtigen Rezepten, könnte nichts weiter von der Wahrheit entfernt sein!

Hier ist eine Liste mit fünf Markenfavoriten, um es uns allen ein wenig leichter zu machen, besonders denen von uns, die neu in der Welt der Keto-Ernährung sind.

1. Avo-Tacos

Sind Sie an einem Sonntag spät aufgewacht? Wünschen Sie sich irgendwie, Sie wären nicht auf Keto und könnten einen richtigen Brunch mit einem Frühstücksburrito haben? Nun, Sie haben Glück! Der Avo-Taco ist nicht nur absolut köstlich, sondern auch ketofreundlich und obendrein vegan! Das Beste ist aber, dass es sich um ein tolles Vorratsessen handelt. Sie können sie die ganze Woche aufbewahren und sie werden nicht schlecht!

Dient: **Vier**

Kochzeit: **5 Minuten**

Vorbereitungszeit: **15 Minuten**

Inhaltsstoffe

30 Milliliter Avocadoöl (kann durch natives Olivenöl extra ersetzt werden)

60 Gramm Blumenkohl-Reis

58 g Walnüsse oder Pekannüsse (zerkleinert)

14 Gramm Chipotle-Chili (gehackt)

14 Gramm Jalapeno-Pfeffer (gehackt)

20 Gramm Zwiebeln (gehackt)

2,5 Gramm Kreuzkümmel

2,5 g Salz (bevorzugt Meersalz oder rosa Himalaya-Salz)

100 Gramm Tomate (reif und gewürfelt)

15 Milliliter Limettensaft

Anweisungen

Der Avo-Taco ist so einfach zu machen, dass Sie ihn jede Woche machen wollen. Nehmen Sie zunächst eine Schüssel und stellen Sie die Salsa-Zutaten zusammen. In einer kleinen Schüssel brauchen Sie die gewürfelten Tomaten, die Jalapeno, die Zwiebel und die Hälfte der Limette. Wenn Sie möchten, können Sie etwas Koriander hinzufügen, um der Salsa etwas mehr Frische zu verleihen, und vergessen Sie nicht, das Salz hinzuzufügen!

Sobald Sie fertig sind, stellen Sie eine Pfanne auf mittlere Hitze, geben das Avocadoöl hinzu und lassen es heiß werden. In der Zwischenzeit können Sie die restlichen Zutaten zusammenstellen, einschließlich des Blumenkohlreises (den Sie durchaus auch zu Hause machen können, wenn Sie wollen - es ist ein 5-Minuten-Mix-Job), und alles außer der

Avocado hineinwerfen und bei niedriger bis mittlerer Hitze etwa 5 Minuten kochen. Die Mischung zu den Avocadohälften geben, mit Salsa garnieren und losmampfen!

Nährwert pro Portion

Kalorien   179

Fett gesamt 28.24g

Gesättigtes Fett 3.8g

Cholesterin 0mg

Natrium 13mg

Kohlenhydrate gesamt 13g

Ballaststoffe 8g

Gesamtzucker 2g

Eiweiß 4g

Vitamin A 466 IU

Vitamin D 0 IU

Kalzium 33mg

Eisen 1,19mg

Kalium 669g

Profi-Tipp

Wenn Sie es etwas ausgefallener mögen, können Sie dem Taco einen Hauch von veganer Mayo und Adobosauce hinzufügen. Mischen Sie sie einfach im Verhältnis 2:1 mit zwei Teilen Mayo, und schon kann es losgehen!

2. Das OG Vegane Omelett

Wenn Sie neu in der veganen Lebensweise sind, stehen die Chancen gut, dass eines der Dinge, nach denen Sie sich wahrscheinlich am meisten sehnen, ein richtiges Rührei ist, oder noch schlimmer, ein perfektes Omelett. Für die meisten Veganer sind Eier und Eiscreme zwei der schwierigsten Dinge, auf die sie verzichten müssen, und das zu Recht. Wo sonst bekommen Sie diese reichhaltige, cremige Textur und diesen Ausbruch an Aromen, richtig?

Falsch!

Es stellt sich heraus, dass vegane Omeletts jetzt eine Sache sind, so dass Ihre Kindheit Grundnahrungsmittel ist bereit, ein Comeback zu machen!

Serviert: **2**

Kochzeit: **30 Minuten**

Vorbereitungszeit: **10 Minuten**

Inhaltsstoffe

140 Gramm Seidentofu (abgetropft und getrocknet)

30 Gramm Hummus

15 Gramm Knoblauch (gehackt)

28 Gramm Nährhefe

2,5 Gramm gemahlener schwarzer Pfeffer

2,5 g Salz (bevorzugt Meersalz oder rosa Himalaya-Salz)

1,5 Gramm Paprika

2,5 Gramm Speisestärke

20 Gramm Zwiebeln (roh, gewürfelt)

20 Gramm Tomate (roh, gewürfelt)

20 Gramm Champignon (roh, gehackt)

20 Gramm Spinat (roh, gehackt)

Anweisungen

Das OG Omelett ist viel einfacher, als es scheint. Nehmen Sie einfach Ihre Zutaten; bevor Sie anfangen, sie auszusortieren, stellen Sie Ihren Ofen auf 375 Grad vor. Nehmen Sie das gehackte und gewürfelte Gemüse, den abgetropften und trocken getupften Tofu und den Knoblauch und geben Sie sie in separate Schüsseln.

Braten Sie zunächst den Knoblauch an, mit einem Hauch Olivenöl, um ihm etwas Farbe zu geben, und pürieren Sie ihn dann im Mixer zusammen mit dem Tofu und der Maisstärke. Sie können etwa einen Esslöffel Wasser hinzufügen, aber versuchen Sie, nicht mehr hinzuzufügen, sonst wird die Masse nicht fest. Gehen Sie nun zurück in die Pfanne und werfen Sie das Gemüse hinein und lassen Sie es ein wenig anbraten, bis es die gewünschte Farbe hat. Wenn Sie fertig sind, geben Sie Ihre Omelett-Mischung auf ein Backblech und schieben Sie sie für etwa 15-20 Minuten in den Ofen.

Aus dem Ofen nehmen und schon können Sie servieren!

Nährwert pro Portion

Kalorien   370

Fett gesamt 9.27g

Gesättigtes Fett 1.6g

Cholesterin 0mg

Natrium 1350 mg

Kohlenhydrate gesamt 29g

Ballaststoffe 7g

Zucker gesamt 7g

Eiweiß 24g

Vitamin A 4487 IU

Vitamin E 2.14mg

Kalzium 370mg

Eisen 5,52mg

Kalium 1429mg

Profi-Tipp

Die Paprika ist nicht für jeden etwas. Wenn Sie das Gefühl haben, dass Sie die Schärfe nicht vertragen, versuchen Sie es stattdessen mit grünen Chilis. Beschränken Sie sich auf etwa ein Viertel und Sie erhalten die angenehme Schärfe, ohne dass Sie nach Luft schnappen müssen!

3. Der asiatische Kichererbsen-Pfannkuchen

Wenn Sie jemals nach Südostasien gereist sind, haben Sie wahrscheinlich bemerkt, dass Kichererbsen eine große Rolle in deren Essgewohnheiten spielen. Kichererbsen helfen tatsächlich, eine schöne Dichte in Gerichten zu schaffen und sind vollgepackt mit Protein und Ballaststoffen, und das Beste ist, Sie können buchstäblich alles zu ihnen und blitz hinzufügen, und sie werden erstaunlich schmecken!

Dient: **1**

Kochzeit: **10 Minuten**

Vorbereitungszeit: **5 Minuten**

Inhaltsstoffe

34 g grüne Zwiebel (gehackt)

34 g rote Paprika (in dünne Scheiben geschnitten)

70 g Kichererbsenpulver (auch bekannt als Besan oder Kichererbsenmehl)

1,5 Gramm Knoblauchpulver

1,25 Gramm Backpulver

1,5 Gramm Salz (Meersalz oder rosa Himalaya-Salz bevorzugt)

0,25 Gramm Chiliflocken (optional)

Anweisungen

Dieser Kichererbsen-Pfannkuchen ist super einfach. Alles, was Sie tun müssen, ist Ihr Gemüse zu nehmen, es vorzubereiten und dann alles andere, angefangen vom Kichererbsenmehl bis hin zu den Chiliflocken, in einer Schüssel zu mischen. Verquirlen Sie alles, bis Sie Luftblasen sehen, genau wie bei einem normalen Pfannkuchen.

Fügen Sie das gehackte Gemüse hinzu und geben Sie die Mischung nach einmaligem Umrühren in die vorgewärmte Pfanne und lassen Sie sie etwa 5 Minuten lang gleichmäßig in der Pfanne verteilen. Sobald die Unterseite durchgebraten ist, wenden Sie sie und lassen sie weitere 5 Minuten garen.

Nährwert pro Portion

Kalorien   227

Fett gesamt 3.6g

Gesättigtes Fett 0,4 g

Cholesterin 0mg

Natrium 630mg

Kohlenhydrate gesamt 38g

Ballaststoffe 8g

Zucker gesamt 11g

Eiweiß 12g

Vitamin A 4112 IU

Vitamin E 1,21mg

Kalzium 138mg

Eisen 3,43mg

Kalium 850mg

Profi-Tipp

Fühlen Sie sich frei, viel Gemüse in den Pfannkuchen zu geben und ihn sättigender zu machen. Wenn Sie der Typ sind, der nach einer Mahlzeit hungrig ist und sie nicht aufisst, können Sie immer etwas für später aufheben!

4. Overnight Hafer Schüssel

Overnight Oats sind eine weitere großartige Möglichkeit, den Tag zu beginnen, und um ganz klar zu sein, das Fehlen von tierischen Produkten nimmt diesem klassischen Frühstücksgrundnahrungsmittel absolut nichts weg. Um ehrlich zu sein, macht die Kokosmilch, die wir untermischen, alles buchstäblich so viel besser!

Dient: **Zwei**

Kochzeit: **10 Minuten**

Vorbereitungszeit: **10 Minuten**

Inhaltsstoffe

15 Gramm Chia-Samen

75 Gramm Hanf-Herzen

14 Gramm Süßstoff

2/3 Tasse Kokosnussmilch

2,5 Gramm Vanilleextrakt/Vanilleschote

1,25 g Salz (bevorzugt Meersalz oder rosa Himalaya-Salz)

Anweisungen

Wie immer sind Overnight Oats eine der einfachsten Mahlzeiten, die man zubereiten kann, nur dass wir Keto-Veganer ohne echte Haferflocken ein bisschen in der Klemme sitzen. Zum Glück sind Hanfherzen ein toller Ersatz! Für beste Ergebnisse sollten Sie alle Zutaten gründlich vermischen und die Schüssel über Nacht in einem abgedeckten Behälter stehen lassen, um Verdunstung zu vermeiden. Die Haferflocken sollten mindestens 8 Stunden ziehen, wenn Sie also eine lange Nacht vor sich haben, planen Sie entsprechend.

Nährwert pro Portion

Kalorien   634

Fett gesamt 52.32g

Gesättigtes Fett 18.25g

Cholesterin 0mg

Natrium 207 mg

Kohlenhydrate gesamt 17g

Ballaststoffe 8,25 g

Gesamtzucker 6,25 g

Eiweiß 27,75g

Vitamin A 4 IU

Vitamin E 41.41mg

Calcium 113,5mg

Eisen 12,25mg

Kalium 244mg

Profi-Tipp

Fühlen Sie sich frei, ein paar Nüsse hinzuzufügen, wenn Sie gerne ein bisschen Knusprigkeit in Ihrer morgendlichen Mahlzeit haben. Alternativ können Sie es immer mit frischen Früchten garnieren, um es ausgewogen zu halten. Eine gute Haferflockenschüssel, pseudo oder anders, hängt von den Belägen ab!

5. Kokosnuss Crepes

Das Frühstück, mit dem wir alle aufgewachsen sind, sind Pfannkuchen. Kokosnuss-Crêpes sind eine großartige Möglichkeit, den Klassiker aus der Kindheit wieder aufleben zu lassen, und zwar mit so viel gesunder Abwechslung, dass Sie Ihre erste Mahlzeit des Tages nicht bereuen müssen. Und um das Ganze abzurunden, reicht dies für drei Portionen, also wer sollte Sie davon abhalten, einen Tag daraus zu machen?

Dient: **3**

Kochzeit: **8 Minuten**

Vorbereitungszeit: **10 Minuten**

Inhaltsstoffe

15 Gramm Natives Kokosnussöl

¼ Tasse Mandelmilch

¼ Tasse Kokosnussmilch

2,5 Gramm Vanille-Essenz

30 Gramm Kokosnussmehl

15 Gramm Mandelmehl

1 Tasse Apfelmus

Anweisungen

Kokosnuss-Crêpes sind nicht nur super lecker, sondern auch sehr einfach zuzubereiten. Geben Sie alle Zutaten in eine große Schüssel und verquirlen Sie sie zu einem glatten Teig. Dann zehn Minuten lang beiseite stellen, damit die Flüssigkeit in das Mehl einziehen kann. Fetten Sie in der Zwischenzeit eine Bratpfanne auf dem Herd leicht ein, geben Sie den Teig hinein und verteilen Sie ihn, bis die Pfanne mit einer dünnen Schicht bedeckt ist.

Kochen Sie den Crêpe ein paar Minuten, bis er knusprig wird, und wenden Sie ihn. Eine weitere Minute auf dem Herd und Sie sind bereit zum Servieren, zusammen mit dem Belag Ihrer Wahl oder natürlich.

Nährwert pro Portion

Kalorien   137

Fett gesamt 16.54g

Gesättigtes Fett 11.1g

Cholesterin 0mg

Natrium 16mg

Kohlenhydrate gesamt 12.15g

Ballaststoffe 1,9 g

Zucker gesamt 9g

Eiweiß 1g

Vitamin A 24 IU

Vitamin E 0,78mg

Kalzium 12mg

Eisen 1,02mg

Kalium 207mg

Profi-Tipp

Ein Hauch von Zitrone und Butter oben auf dem Crêpe gibt dem Ganzen das Gefühl eines Piña-Colada-inspirierten Frühstücks, und seien wir mal ehrlich, wer will das nicht?

5 Must Have Munchies-Rezepte

Eine weitere wichtige Nahrungsquelle, wenn es um Keto geht, ist sicherzustellen, dass Sie die richtigen Snacks haben. Das hört sich jetzt seltsam an, denn seien wir ehrlich, in welcher Welt ist ein Snack ein wichtiger Bestandteil einer Mahlzeit, richtig?

Nun, die Argumentation ist eigentlich ziemlich einfach. Die Keto-Diät basiert auf der Fähigkeit Ihres Körpers, mit der richtigen Art von Nahrung in die Ketose zu gelangen, richtig? Nun, das ist die Sache - die richtige Art von Nahrung kann hier tatsächlich Nahrung bedeuten, die mit gesunden Fetten gefüllt ist, um Ihrem Körper seine tägliche Quote zu verschaffen, während Sie immer noch einen harten Pass auf die Kohlenhydrate ziehen. Es ist auch, wo die ganze "Fett-Bombe Modeerscheinung" aus.

Für den Moment jedoch, hier sind fünf der besten Snack-Rezepte überhaupt für Veganer, und zum Glück sind sie alle Keto freundlich!

1. Avo-Fries

Wir beginnen die Snack-Zeit mit dem Keto-Superfood Avocados. Ob Sie es nun glauben oder nicht, Avocados sind, abgesehen vom Brotaufstrich, nicht wirklich jedermanns Sache, aber wenn es eine Sache gibt, die das ändern kann, dann ist es dieses 15-minütige Rezept. Dieser panierte und zur Perfektion gebackene, fettgefüllte Snack ist eine großartige Möglichkeit, Ihre tägliche Fettquote zu erfüllen und fühlt sich an wie das ultimative Binge Food.

Das Beste ist aber, dass es super einfach zu machen ist und nur vier Zutaten hat!

Dient: **Vier**

Kochzeit: **15 Minuten**

Vorbereitungszeit: **10 Minuten**

Inhaltsstoffe

1 große Avocado

½ Tasse Mandelmehl

5 Gramm Cajun-Gewürze (gemischt)

¼ Tasse Mandelmilch oder Sojamilch

Anweisungen

Beginnen Sie damit, den Ofen auf 375 Grad vorzuheizen. Nehmen Sie die Avocado und schneiden Sie sie gleichmäßig in zwei Hälften. Für dieses Rezept sollten Sie mit einer mäßig reifen Avocado beginnen. Wenn sie zu reif ist, lässt sie sich nicht richtig schneiden, was die nächste Aufgabe mit sich bringt: Schälen und Schneiden der Avocado in keilförmige Stücke.

Sobald Sie Ihre Pommes frites haben, tauchen Sie sie zuerst in die Milchbasis und bestreichen sie dann mit einer Mischung aus Mandelmehl und Cajun-Gewürzen. Legen Sie die Pommes auf ein Backblech und backen Sie sie 15-20 Minuten, bis sie eine leicht goldene Farbe annehmen.

Abkühlen lassen und sofort servieren!

Nährwert pro Portion

Kalorien   66

Fett gesamt 7.9g

Gesättigtes Fett 1.4g

Cholesterin 0mg

Natrium 62mg

Kohlenhydrate gesamt 5g

Ballaststoffe 4g

Gesamtzucker 1g

Eiweiß 2g

Vitamin A 125 IU

Vitamin D 0 IU

Kalzium 24mg

Eisen 0,34mg

Kalium 272g

Profi-Tipp

Für das perfekte Erlebnis empfehlen wir, einen würzigen Dip zu den Pommes frites zu zaubern. Alles, was Sie dazu brauchen, ist vegane Mayo und ein wenig Joghurt und würzen Sie nach Geschmack!

2. Blumenkohlkrapfen

Die Suche nach der perfekten fleischlosen Alternative für Ihre Zwischenmahlzeiten ist wie die Suche nach der Nadel im Heuhaufen, besonders wenn die Snacks auch noch den Keto-Richtlinien entsprechen müssen. Unser persönlicher Favorit ist jedoch der Blumenkohl-Fritter. Vergessen Sie, dass Sie Ihre Zähne in einen Döner versenken wollen! Diese vegetarische Alternative ist die perfekte schmackhafte Ergänzung zu jeder Reisschüssel und ist auch ein toller eigenständiger Snack!

Dient: **Vier (je 2)**

Kochzeit: **5-8 Minuten**

Vorbereitungszeit: **10 Minuten**

Inhaltsstoffe

3 Tassen Blumenkohl (zerkleinert)

2 mittelgroße Zucchinis

¼ Tasse Allzweckmehl

2,5 Gramm gemahlener schwarzer Pfeffer

2,5 g Salz (bevorzugt Meersalz oder rosa Himalaya-Salz)

1,5 Gramm Paprika

50 g Zwiebeln (roh, gewürfelt)

Anweisungen

Zu Beginn müssen Sie Ihre Zucchini reiben. Das geht zwar auch mit der Hand, ist aber viel einfacher, wenn Sie eine Küchenmaschine haben. Wenn Sie also eine herumliegen haben, können Sie sie abstauben.

Dämpfen Sie als Nächstes den gehackten Blumenkohl, bis er weich ist, und werfen Sie ihn dann zum weiteren Zerkleinern in die Küchenmaschine. Sie brauchen nur ein paar Sekunden; er soll körnig sein, keine pürierte Konsistenz haben. Nehmen Sie dann ein Seihtuch und drücken Sie damit das überschüssige Wasser aus dem zerkleinerten Gemüse und geben Sie es in eine Schüssel mit dem Mehl und den Gewürzen Ihrer Wahl. Die gewürfelten Zwiebeln kommen erst kurz vor dem Mischen hinein, denn Sie wollen nicht, dass die Zwiebeln wässrig werden. Formen Sie die Mischung zu kleinen Patties und bereiten Sie sie zum Braten vor.

Wenn es um das Braten geht, können Sie immer eine antihaftbeschichtete Pfanne verwenden, wenn Sie wirklich das zusätzliche Öl vermeiden wollen, aber da Sie auf Keto sind, können Sie immer Kokosnussöl verwenden, um die Beignets zu braten. Auf jeder

Seite etwa 3 Minuten bei niedriger bis mittlerer Hitze braten, bis die Haut außen knusprig ist. Sie sollten am Ende etwa acht Beignets haben, was gerade genug für vier Personen ist.

Nährwert pro Portion

Kalorien   47

Fett gesamt 0,2g

Gesättigtes Fett 0g

Cholesterin 0mg

Natrium 301 mg

Kohlenhydrate gesamt 8g

Ballaststoffe 1g

Gesamtzucker 1g

Eiweiß 2g

Vitamin A 24 IU

Vitamin E 0,04mg

Kalzium 11mg

Eisen 0,57mg

Kalium 135mg

Profi-Tipp

Wenn Sie Gewürze mögen, fügen Sie ruhig eine Prise Piment oder Kebab-Masala hinzu und seien Sie bereit, von der Geschmacksexplosion beeindruckt zu sein. Nur weil Sie kein Fleisch essen können, heißt das nicht, dass Sie fades Essen essen müssen!

3. Karottenkuchen Minis

Snacks müssen aber nicht immer herzhaft sein, oder? In der Tat, wenn Sie tatsächlich wollen technisch über sie zu bekommen, die überwiegende Mehrheit der Keto-basierte Snacks neigen dazu, süß zu sein, da sie in der Regel mit diesen "Fettbomben" zu tun haben,' und während ein Karottenkuchen Mini ist nicht technisch eine Fettbombe, es ist 100 Prozent so wert!

Dient: **7**

Kochzeit: **0 Minuten**

Vorbereitungszeit: **20 Minuten**

Inhaltsstoffe

1 1/2 Tassen Kokosnussmehl

½ Tasse Wasser

30 Gramm Apfelmus (ungesüßt)

2,5 g Vanilleextrakt oder Vanilleschote

5 Gramm Zimt

50 g Zwiebeln (roh, gewürfelt)

60 Gramm Süßstoff nach Wahl

60 Gramm Kokosraspeln

1 mittlere Karotte (60-70 g) (geraspelt)

Anweisungen

Die Karottenkuchen-Minis sind, trotz ihres Namens, eine No-Bake-Lösung für Ihre Fettbomben-Probleme. Beginnen Sie einfach damit, alles außer den Kokosraspeln in eine Schüssel zu geben und gut zu vermischen. Es ist etwas einfacher, zuerst das Mehl, das

Wasser und das Apfelmus zu mischen und dann den Rest, aber beides funktioniert. Versuchen Sie einfach zu mischen, bis keine Klumpen oder Taschen mehr vorhanden sind.

Sobald Sie mit der Textur zufrieden sind, decken Sie die Schüssel mit Frischhaltefolie ab und stellen Sie sie zum Abkühlen für etwa 15 bis 20 Minuten in den Kühlschrank. Geben Sie die Kokosraspeln in eine kleine Schüssel und warten Sie.

Fünfzehn Minuten später nehmen Sie den Teig aus dem Kühlschrank und nehmen mit einem Esslöffel mundgerechte Portionen auf und rollen sie in Ihrer Handfläche zu Kugeln. Sie sollten etwa 15 Kugeln haben. Wenn Sie die Kugeln geformt haben, können Sie sie in den Kokosraspeln wälzen und für weitere 5 Minuten in den Kühlschrank stellen, damit sie fest werden. Sie halten sich problemlos eine Woche lang, Sie können sie also leicht im Voraus zubereiten, wenn Sie möchten.

Nährwert pro Portion

(pro 2 Tortenminis)

Kalorien   47

Fett gesamt 0,2g

Gesättigtes Fett 0,1g

Cholesterin 0mg

Natrium 70mg

Kohlenhydrate gesamt 11g

Ballaststoffe 1g

Zucker gesamt 9g

Eiweiß 1g

Vitamin A 1474 IU

Vitamin E 0,017mg

Kalzium 28mg

Eisen 0,3mg

Kalium 193mg

Profi-Tipp

Wenn Sie weihnachtliche Aromen mögen, können Sie immer versuchen, Muskatnuss und Zimt in gleichen Anteilen zu verwenden, um ein bisschen Eierlikör-Geschmack zu geben, oder alternativ, wenn Sie diese für Kinder machen, können Sie sie in vegane weiße Schokolade tauchen, wie Cake Pops!

4. Schokolade Fettbombe

Ein weiteres No-Bake-Wunder, das für die vegane Keto-Diät unverzichtbar ist, ist die Schokoladen-Fettbombe. Da Sie bei der Keto-Diät jeden Tag einen bestimmten Prozentsatz an Fettaufnahme einhalten müssen, was als Veganer im Allgemeinen schwieriger ist als als Vegetarier oder anderweitig, sind Fettbomben Ihr bester Freund, vor allem da das enthaltene Fett herzgesundes Fett ist.

Es gibt andere Geschmacksrichtungen, die Sie mit diesem Rezept herstellen können, indem Sie das Rezept leicht anpassen. Nur damit Sie es wissen: Grüner Tee-Matcha steht der Schokolade in nichts nach!

Dient: **Acht**

Kochzeit: **0 Minuten**

Vorbereitungszeit: **10 Minuten**

Inhaltsstoffe

½ Tasse Butter auf Nussbasis oder Kokosnussbutter

¼ Tasse Kakaopulver

¼ Tasse Kokosnussöl

2,5 Gramm Vanilleextrakt/Vanilleschote

5 Gramm flüssiger Süßstoff nach Wahl

1,25 g Salz (bevorzugt Meersalz oder rosa Himalaya-Salz)

Anweisungen

Diese Fettbomben sind wahnsinnig einfach zu machen. Geben Sie einfach alle Zutaten zusammen und mischen Sie sie gut, bis sie glatt sind. An dieser Stelle müssen Sie ein wenig Gefühl für die Masse bekommen. Wenn Sie das Gefühl haben, dass es ein wenig zu trocken ist, zögern Sie nicht, ein wenig Kokosnussöl hinzuzufügen.

Sobald Ihnen die Konsistenz gefällt, können Sie die Mischung in Formen gießen oder, falls Sie keine haben, einfach Eiswürfelbehälter verwenden. Da es sich jedoch um Schokoladenschmelzkuchen handelt, schmelzen sie buchstäblich sehr leicht, sodass Sie sie im Gefrierschrank aufbewahren sollten.

Nährwert pro Portion

Kalorien   179

Fett gesamt 19.9g

Gesättigtes Fett 14g

Cholesterin 33mg

Natrium 64 mg

Kohlenhydrate gesamt 2g

Ballaststoffe 1g

Gesamtzucker 1g

Eiweiß 1g

Vitamin A 394 IU

Vitamin E 0,34mg

Kalzium 4mg

Eisen 0,42mg

Kalium 68mg

Profi-Tipp

Wenn Sie es mit jemandem zu tun haben, der eine Nussallergie hat, können Sie die Nussbutter einfach gegen Kokosnuss austauschen und die exakt gleiche Konsistenz beibehalten. Und die Kakaobutter kann auch durch alles ersetzt werden, worauf Sie Lust haben, obwohl wir Ihnen dringend empfehlen, Ihre nächste Charge mit *Matcha zu machen*!

5. Schoko-Chip-Kekse

Es gibt nicht viel mehr Lieblingsmunchie als den immer willkommenen Schokoladenkeks! Nur weil Sie sich vegan ernähren, heißt das nicht, dass Sie nicht all die vertrauten, gemütlichen Lebensmittel genießen können, an die Sie sich gerne aus Ihrer Kindheit erinnern. Diese Schokoladenkekse eignen sich hervorragend als Dessert oder Snack (oder, ehrlich gesagt, als Frühstück...ich verrate es nicht) und schmecken noch besser mit einem Glas Ihrer veganen Lieblingsmilch. In 20 kurzen Minuten können Sie diesen fantastischen warmen Keks mit kalter Milch genießen. Lecker!

Dient: **14**

Kochzeit: **12 Minuten**

Vorbereitungszeit: **8 Minuten**

Inhaltsstoffe

1 Tasse Hafermehl oder Weißmehl

30 Gramm Mandelmilch

2,5 Gramm Vanille-Essenz

30 Gramm Öl oder vegane Butter

2,5 Gramm Backpulver

¼ Tasse Kokosnusszucker oder Rohrzucker

40 Gramm Schokoladenchips

1,25 g Salz (bevorzugt Meersalz oder rosa Himalaya-Salz)

Anweisungen

Beginnen Sie damit, die trockenen Zutaten in einer Schüssel zu kombinieren und sie zu einem feuchten Teig zu verrühren. Obwohl sich der Teig wie die meisten Kekse zunächst etwas trocken anfühlt, sollten Sie ihn etwa zehn Minuten lang ununterbrochen rühren und bei Bedarf einen Hauch Milch hinzugeben. Lassen Sie den Teig anschließend etwa zwei Stunden im Kühlschrank kaltstellen.

In der Zwischenzeit heizen Sie den Ofen auf 325 Grad vor. Nehmen Sie ein Backblech, fetten Sie es und legen Sie es aus. Verteilen Sie dann den Teig in kleinen Kugeln, mit genügend Platz, damit sich die Kekse beim Backen ausbreiten können.

Nährwert pro Portion

Kalorien   78

Fett gesamt 4g

Gesättigtes Fett 1.6g

Cholesterin 5mg

Natrium 16mg

Kohlenhydrate gesamt 9g

Ballaststoffe 1g

Zucker gesamt 3g

Eiweiß 2g

Vitamin A 66 IU

Vitamin E 0,66mg

Kalzium 11mg

Eisen 0,47mg

Kalium 52mg

Profi-Tipp

Sie können dieses Rezept auch für Nuss- oder Ingwerplätzchen abwandeln, und der Teig funktioniert perfekt! Die besten Ergebnisse erzielen Sie, wenn Sie zuerst eine kleine Charge ausprobieren und die Maße je nach Keks, den Sie machen möchten, anpassen.

5 Rezepte für erstaunliche vegane Vorspeisen

Als Nächstes sind Vorspeisen an der Reihe, alles von Salaten und Suppen bis hin zu Slaws - der perfekte Start für eine Weihnachtsfeier oder auch nur etwas zum Mitnehmen zum Game Day oder Thanksgiving. Diese kohlenhydratarmen, veganen Alternativen sind nicht nur ein großartiger Ersatz für Buffalo Wings oder deviled eggs, sie sind so gut, dass Sie das Fleisch oder die Kohlenhydrate gar nicht vermissen werden!

Es ist wichtig, daran zu denken, dass Vorspeisen auch eine großartige Möglichkeit sind, eine komplette Mahlzeit aus Ihrem täglichen Diätplan auszulassen, für den Fall, dass Sie etwas zu viel zu sich nehmen. Sie halten Sie satt, ohne Sie zu zwingen, eine Mahlzeit auszulassen und Sie in den Hungermodus zu schicken.

1. Veganer Kelp-Nudel-Salat

Die veganen Kelp-Nudeln sind eines der besten Rezepte für frischen Salat, das Sie jemals kennenlernen werden. Er ist nicht nur Low-Carb mit hellen und kräftigen Aromen, er ist auch extrem sättigend und kann leicht als Mittagsgericht verwendet werden, wenn Sie so geneigt sind. Der Salat hält sich auch recht gut, wenn Sie ihn in einem luftdichten Behälter aufbewahren

Dient: **Vier**

Kochzeit: **15 Minuten**

Vorbereitungszeit: **10 Minuten**

Inhaltsstoffe

340 g Kelp-Nudeln (können durch Zucchini-Spiralen ersetzt werden)

15 Gramm grüne Zwiebeln

100 g Gurke (in dünne Scheiben geschnitten)

24 Gramm geriebene Karotten

70 Gramm Cashews

15 g Koriander (gehackt)

63 Gramm Mandel- oder Nussbutter

30 ml Limettensaft

15 ml Kokosnuss-Amino

10 Gramm Süßstoff nach Wahl

5 Gramm frischer Ingwer

5 Gramm Sesamöl

5 Gramm Chili-Öl

1 Knoblauchzehe (gehackt oder püriert)

2,5 g Salz (bevorzugt Meersalz oder rosa Himalaya-Salz)

Anweisungen

Nehmen Sie zunächst zwei separate Schüsseln und kombinieren Sie in der kleineren Schüssel Mandelbutter, Limettensaft, Kokosnuss-Amino, Süßstoff, Knoblauch, Ingwer, Sesamöl, Chili-Öl und Salz. Rühren und mischen Sie gut und stellen Sie die Schüssel beiseite, damit sich die Aromen vertiefen können.

Nehmen Sie in der Zwischenzeit eine andere Schüssel und geben Sie den Seetang hinein, der durch Zucchinispiralen ersetzt werden kann, wenn ersterer nicht verfügbar ist. Fügen Sie die Frühlingszwiebeln, Gurken und Karotten hinzu und pürieren Sie sie mit der Hand, während Sie mit den Cashewnüssen und dem Koriander abrunden. Fügen Sie das Dressing hinzu und schwenken Sie es vor dem Servieren. Wenn Sie das Dressing für den späteren Verzehr aufbewahren möchten, bewahren Sie es separat auf und fügen Sie es hinzu, wenn Sie es essen möchten.

Nährwert pro Portion

Kalorien   268

Fett gesamt 18.6g

Gesättigtes Fett 2.6g

Cholesterin 0mg

Natrium 454mg

Kohlenhydrate gesamt 22g

Ballaststoffe 4g

Zucker gesamt 5g

Eiweiß 8g

Vitamin A 1535 IU

Vitamin D 0 IU

Kalzium 205mg

Eisen 4,39mg

Kalium 416g

Profi-Tipp

Die Zugabe von geriebener grüner Papaya ist auch eine großartige Möglichkeit, dem Ganzen ein wenig Knusprigkeit zu verleihen, und Sie können das Süßungsmittel jederzeit durch Melasse oder Palmzucker ersetzen, um einen organischeren Geschmack zu erzielen.

2. Brokkoli und Kokosnuss Suppe

Während sich Suppe in der Regel wie eine großartige Idee anfühlt, kann die Mühe, eine gute Brühe zu machen, die meisten Leute abschrecken, besonders wenn man sie so zuschneidet, dass man die Grundlagen wie Fleischbrühe vermeidet und ihr trotzdem einen reichen, dicken Geschmack verleiht. Überraschenderweise ist diese Brokkoli-Kokosnuss-Suppe aber tatsächlich wahnsinnig einfach zu machen und schmeckt wie ein Traum.

Die dicke, cremige Basis der Suppe hat alle Merkmale einer Komfort-Bowl, und der Brokkoli steigert den Nährwertfaktor um etwa 100 Prozent, was sie zu einer gesunden Alternative zu den meisten anderen Komfortgerichten macht.

Dient: **Vier**

Kochzeit: **30 Minuten**

Vorbereitungszeit: **10 Minuten**

Inhaltsstoffe

30 Gramm Kokosnussöl

50 g Schalotten (in dünne Scheiben geschnitten)

300 g Brokkoli (in Stücke geschnitten)

960 ml Gemüsebrühe

10 Gramm Knoblauch (gehackt)

180 ml Kokosnussmilch

30 Gramm Kokosnusscreme

2,5 g Salz (bevorzugt Meersalz oder rosa Himalaya-Salz)

2,5 Gramm gemahlener schwarzer Pfeffer

Anweisungen

Beginnen Sie damit, die Brühe in einen antihaftbeschichteten Topf zu gießen und bei mittlerer Hitze 15-20 Minuten köcheln zu lassen, bis die Brühe anfängt, sich zu konzentrieren. Während die Brühe eindickt, wollen Sie Ihre Zwiebeln anbraten, bis sie durchkochen und leicht süßlich sind. In der Zwischenzeit geben Sie den Brokkoli in die konzentrierte Brühe und kochen ihn durch. Nehmen Sie den Herd vom Herd und fügen Sie die Kokosmilch, die Zwiebel, den Knoblauch und die Gewürze hinzu und lassen Sie das Ganze weitere 1-2 Minuten ziehen.

Wenn sich alles gut vermischt hat, nehmen Sie die Suppe vom Herd, lassen Sie sie etwas abkühlen und pürieren Sie sie dann gründlich in einer Küchenmaschine. Geben Sie sie zurück in den Topf und bringen Sie die Mischung zum Köcheln. Sobald sie erhitzt ist, können Sie sie servieren. Die Suppe hält sich über eine Woche, Sie können sie also leicht in Chargen zubereiten und für später aufbewahren.

Nährwert pro Portion

Kalorien   228

Fett gesamt 13,3g

Gesättigtes Fett 10g

Cholesterin 0mg

Natrium 872mg

Kohlenhydrate gesamt 23g

Ballaststoffe 7g

Zucker gesamt 7g

Eiweiß 8g

Vitamin A 3883 IU

Vitamin D 0 IU

Kalzium 137mg

Eisen 3,79mg

Kalium 797g

Profi-Tipp

Kokosflocken und geröstete Kürbiskerne sind eine tolle Ergänzung zu dieser Suppe und können beim Servieren für Freunde oder Familie als Topping in der Schüssel verwendet werden. Sie können auch ganz einfach Pilze oder Trüffel hinzufügen, wenn Sie ein wenig Abwechslung im Geschmack schaffen möchten.

3. Gemüsesuppe für die Seele

Wenn Sie zu den Menschen gehören, für die Suppen ein Trostessen sind, und Sie sind seit Kurzem Veganer, dann muss Hühnersuppe, oder vielmehr der Mangel daran, einen Tribut an Ihre Essensseele fordern. Zum Glück für Sie gibt es einfache und ebenso leckere Alternativen für die keto-vegane Version von Ihnen. Bei diesem Rezept werden insbesondere die Kartoffeln weggelassen, um zu vermeiden, dass stärkehaltige Kohlenhydrate in Ihre perfekte Ketose eindringen, was bedeutet, dass Sie in Ruhe essen können!

Serviert: **6**

Kochzeit: **10 Minuten**

Vorbereitungszeit: **45 Minuten**

Inhaltsstoffe

5 Gramm Natives Olivenöl Extra

50 g Zwiebel (gehackt)

25 Gramm Knoblauch (gehackt)

5 Gramm Salz (Meersalz oder rosa Himalaya-Salz bevorzugt)

5 Gramm gemahlener schwarzer Pfeffer

30 Gramm Tomatenpaste

300 Gramm Weißkohl (gehackt)

300 Gramm Blumenkohl (Stücke)

150 g Karotten (in dünne Scheiben geschnitten)

2 Stangen Sellerie (in Juliennestücke geschnitten)

1 rote Paprika (weiblich, gehackt)

1 mittlere Zucchini (gehackt)

15 Unzen Kidneybohnen

15 Unzen gewürfelte Tomaten

4 Tassen Gemüsebrühe

2,5 Gramm Paprika

Anweisungen

Braten Sie zunächst die Zwiebel und den Knoblauch im Öl mit Salz und den zusätzlichen Gewürzen an, um den Gewürzgeschmack wieder aufzubauen. Wenn die Zwiebel weich wird, fügen Sie das Tomatenmark hinzu und lassen Sie die Mischung eine Minute lang stehen. Rühren Sie um und fügen Sie die Brühe und das restliche Gemüse hinzu, damit es in der Brühe selbst kochen kann. Zugedeckt bei mittlerer Hitze über 15 Minuten kochen und dann salzen und pfeffern. Prüfen Sie die Konsistenz und lassen Sie sie bei Bedarf weitere 10-15 Minuten kochen, bis das Gemüse weich geworden ist und die Brühe eingedickt ist.

Warm servieren oder zum Aufbewahren einfrieren. Eingefroren ist die Suppe bis zu zwei Wochen haltbar.

Nährwert pro Portion

Kalorien   464

Fett gesamt 3.7g

Gesättigtes Fett 1.1g

Cholesterin 3mg

Natrium 1162mg

Kohlenhydrate gesamt 22g

Ballaststoffe 5g

Gesamtzucker 10g

Eiweiß 5g

Vitamin A 5390 IU

Vitamin E 1,85mg

Kalzium 92mg

Eisen 3,33mg

Kalium 953mg

Profi-Tipp

Die Gemüsebrühe passt hervorragend zu Keto-Brot und Knoblauchaufstrich, ist aber auch eine tolle Beilage zu Tofu-Steak oder anderen Hauptgerichten.

4. Kirschtomatensalat

Wenn Sie ein großer Fan von Bio-Tomaten sind und ständig nach Möglichkeiten suchen, sie in Ihre täglichen Mahlzeiten einzubauen, ist dies der Salat für Sie. Nicht nur, dass dieser Salat Sie erfrischt und satt macht, sondern die Avocado hilft, Ihre Fettaufnahme anzukurbeln, und das Ganze passt perfekt als Beilage zu so ziemlich allem, sogar für Ihre nicht-veganen Freunde!

Dient: **Vier**

Kochzeit: **0 Minuten**

Vorbereitungszeit: **15 Minuten**

Inhaltsstoffe

480 g rote Trauben- oder Kirschtomaten

480 g gelbe Trauben- oder Kirschtomaten

145 Gramm gehackter Rucola

2 große Avocados (in Stücken)

30 g rote Zwiebeln (in Scheiben geschnitten)

Basilikumblätter (wahlweise)

2,5 g Salz (bevorzugt Meersalz oder rosa Himalaya-Salz)

30 ml Balsamico-Essig

15 Gramm Olivenöl

15 Gramm Ahornsirup

15 Gramm Limettensaft

5 Gramm italienisches Gewürz

Anweisungen

Verquirlen Sie den Balsamico-Essig, den Ahornsirup und die Gewürze in einer Schüssel. Fügen Sie Limettensaft, Olivenöl und Basilikum oder Knoblauch hinzu und stellen Sie sie dann beiseite. Geben Sie die halbierten Tomaten, den Rucola, die rote Zwiebel und die Avocadostücke in eine andere Schüssel und mischen Sie sie gut. Wenn Sie den Salat für sich selbst zubereiten, sollten Sie sich die Hände waschen und das Dressing in den Salat träufeln. Wenn Sie ihn für später vorbereiten, warten Sie mit den Avocados und dem Rucola. Fügen Sie diese erst kurz vor dem Servieren hinzu. Andernfalls wird der Salat welk und die Avocados werden braun, was nicht sehr appetitlich aussieht.

Nährwert pro Portion

Kalorien   379

Fett gesamt 19.7g

Gesättigtes Fett 3.6g

Cholesterin 30mg

Natrium 64 mg

Kohlenhydrate gesamt 43g

Ballaststoffe 11g

Zucker gesamt 28g

Eiweiß 14g

Vitamin A 1201 IU

Vitamin E 2.63mg

Kalzium 58mg

Eisen 3,05mg

Kalium 1034mg

Profi-Tipp

Dieser Tomatensalat ist eine so tolle Sommerbeilage, dass Sie sogar als Snack danach greifen werden. Wenn Sie also viel zu tun haben, versuchen Sie, das Dressing separat zuzubereiten und aufzubewahren, so dass Sie buchstäblich nur etwas Gemüse zerkleinern und sich einen Salat machen können, wann immer es Ihnen passt. Das Dressing hält sich auch länger als eine Woche. Versuchen Sie, es im Gefrierschrank aufzubewahren, wenn Sie es länger aufbewahren möchten.

5. Thai-inspirierter Krautsalat

Wenn Sie KFC Krautsalat lieben und nach einer gesünderen Alternative gesucht haben, werden Sie dieses Gericht absolut lieben! Thailändischer Krautsalat ist ein typisch asiatisches Gericht, voller heller thailändischer Aromen und ist vollgestopft mit Antioxidantien, Ballaststoffen und allen Arten von Superfoods. Tatsächlich ist das Gericht so nahrhaft, daß es weniger als 5 Gramm Fett pro Portion enthält, und selbst diese Fette sind von der guten Sorte!

Serviert: **8**

Kochzeit: **0 Minuten**

Vorbereitungszeit: **25 Minuten**

Inhaltsstoffe

6 Tassen grüner Napa-Kohl (zerkleinert)

6 Tassen Rotkohl (zerkleinert)

2 Tassen Karotten (geschreddert)

1 Tasse Koriander (grob gehackt)

100 g grüne Zwiebeln (je nach Wunsch in Stücke oder Scheiben geschnitten)

15 Gramm Olivenöl

15 Gramm Sesamöl

15 Gramm Ahornsirup

15 Gramm Apfelweinessig

30 g Tamari oder Soja

15 Gramm Reisweinessig

30 Gramm Mandelbutter

45 Gramm Limettensaft

20 Gramm Ingwer (gerieben)

1 Gewürznelke Knoblauch (zerdrückt und gehackt)

2,5 Gramm Cayennepfeffer

2,5 g Salz (bevorzugt Meersalz oder rosa Himalaya-Salz)

2,5 Gramm gemahlener schwarzer Pfeffer

Anweisungen

Das erste, was Sie tun möchten, ist, all dieses Gemüse in Scheiben und Würfel zu schneiden. Denken Sie daran, dass es die Vielfalt und die Portionen sind, die dieses Gericht so gut machen, wie es ist. Lassen Sie also nicht den Rotkohl weg und verwenden Sie stattdessen einen anderen Kopf Napa, und versuchen Sie nicht, Ingwerpulver durch echten Ingwer zu ersetzen. Ihre Geschmacksknospen werden den Unterschied erkennen! Wenn Sie allerdings unter Zeitdruck stehen und vom Schälen des Ingwers Migräne bekommen, versuchen Sie es mit Ingwerpaste; es ist nicht das Gleiche wie frischer Ingwer, aber es ist nah dran!

Sobald Sie all Ihr Gemüse geschnitten haben, wenden Sie Ihre Aufmerksamkeit dem Dressing zu. Hier müssen Sie buchstäblich nur alles in den Mixer geben und pürieren! Sobald Sie fertig sind, mischen Sie alles in einer großen Schüssel und lassen es etwa eine Stunde lang ruhen, damit die Aromen richtig einziehen können. Gekühlt servieren.

Nährwert pro Portion

Kalorien   109

Fett gesamt 4.8g

Gesättigtes Fett 0,5g

Cholesterin 0mg

Natrium 303mg

Kohlenhydrate gesamt 16g

Ballaststoffe 4g

Zucker gesamt 8g

Eiweiß 4g

Vitamin A 5933 IU

Vitamin E 1,7mg

Kalzium 87mg

Eisen 1,33mg

Kalium 453mg

Profi-Tipp

Wenn Sie übrig gebliebenen Krautsalat haben, können Sie ihn tatsächlich mit Seetangnudeln mischen, um eine frische Schüssel mit kalten Nudeln zu machen, ohne Zusatz von Kohlenhydraten!

5 Hauptgericht-Rezepte zum Sterben schön!

Snacks und Vorspeisen machen nur einen Bruchteil Ihrer Ernährung aus. Das Hauptthema, wenn es um Ihre Ernährung geht, basiert fast ausschließlich auf Ihrem Hauptgericht, vor allem, wenn Sie auf Keto gehen.

Das Problem mit den meisten veganen Gerichten ist, dass sie ungünstige Fleischersatzstoffe verwenden oder wie eine normale Mahlzeit ohne Fleisch aussehen. Sie sind in der Regel nicht für einen veganen Gaumen maßgeschneidert. Diese fünf kommenden Rezepte sind jedoch genau das. Kein komisches Fake-Fleisch und keine komischen Alfredos ohne den Käse. Diese fünf veganen Rezepte wurden geboren, um vegan zu sein, und als zusätzlicher Nebeneffekt sind sie auch noch perfekt auf die Keto-Bedürfnisse abgestimmt.

1. Gebackene georgische Badrijani

Badrijani ist ein traditionelles georgisches Gericht, das im Allgemeinen mit gebratenen Auberginen und einer würzigen Nussfüllung zubereitet wird. Wie bei den meisten typischen Gerichten des Nahen Ostens werden auch bei Badrijani Gewürze, Früchte und Gemüse verwendet, um dieses erstaunlich geschmackvolle Medley zu kreieren, das sich sowohl als Vorspeise als auch als Hauptgericht eignet!

Das einzige Problem bei diesen kleinen Beignets ist, dass Sie, wenn Sie einmal angefangen haben, nur schwer wieder aufhören können - und Ihre Gäste auch!

Dient: **Vier**

Kochzeit: **20Minuten**

Vorbereitungszeit: **20Minuten**

Inhaltsstoffe

Auberginen

350 Gramm Auberginen (reif)

60 ml Olivenöl

2,5 g Salz (bevorzugt Meersalz oder rosa Himalaya-Salz)

Nusspaste Füllung

80 Gramm Walnüsse

10 Gramm Knoblauch (gehackt)

2,5 Gramm Apfelweinessig

2,5 Gramm Koriander-Pulver

1 Gramm Bockshornklee

2,5 g Salz (bevorzugt Meersalz oder rosa Himalaya-Salz)

30 Gramm Olivenöl

80 ml Wasser

30 Gramm Zitronensaft

30 Gramm Granatapfelkerne

Anweisungen

Beginnen Sie damit, den Ofen auf 375 Grad vorzuheizen. Während der Ofen heizt, können Sie sich an die Arbeit machen und Ihre Auberginen aussortieren. Nehmen Sie die Köpfe ab und schneiden Sie die Auberginen dann der Länge nach in dünne Scheiben. Jede Scheibe sollte etwa einen halben Zentimeter dick sein. Sobald Sie fertig sind, bepinseln Sie sie mit Olivenöl und backen sie etwa 20 Minuten lang auf ausgelegten Backblechen.

In der Zwischenzeit nehmen Sie die restlichen Zutaten für die Paste und geben sie in eine Küchenmaschine, bis Sie eine schöne glatte Paste haben. Sobald Sie fertig sind, nehmen Sie jede Auberginenscheibe, geben Sie einen Teelöffel Paste und ein paar Granatäpfel hinein und rollen Sie sie zu kleinen Canapés auf, die Sie servieren können.

Nährwert pro Portion

Kalorien   309

Fett gesamt 29,5g

Gesättigtes Fett 3,5g

Cholesterin 0mg

Natrium 605mg

Kohlenhydrate gesamt 11g

Ballaststoffe 5g

Zucker gesamt 5g

Eiweiß 4g

Vitamin A 97 IU

Vitamin D 0 IU

Kalzium 40mg

Eisen 1,08mg

Kalium 333g

Profi-Tipp

Wenn Sie ein Abendessen für Ihre Freunde oder Familie planen und Angst haben, dass Ihre kleinen Auberginenstücke auseinanderfallen, könnten Sie tatsächlich in Zahnstocher investieren, um sie zusammenzuhalten. Fügen Sie auf jeder Seite einen Granatapfelkern hinzu und es wird sogar schick aussehen!

2. Veganes Thai-Curry

Wenn Sie sich auf das Abendessen vorbereiten und etwas Schönes und Würziges wollen, um Ihre Geschmacksknospen aufzuheizen, ist Ihre beste vegane Option Thai-Curry. Dieses besondere Thai-Gericht sorgt nicht nur dafür, dass Ihre Geschmacksknospen glücklich schlafen gehen, das Gericht lässt sich auch gut einfrieren, sodass Sie es in Chargen kochen und aufbewahren können, um es zu essen, wann immer Sie wollen. Mit nur 20 Gramm Kohlenhydraten zu 46 Gramm Fett ist dieses Rezept die perfekte Keto-Ergänzung zu Blumenkohlreis oder geschredderten Zucchini.

Dient: **Vier**

Kochzeit: **15 Minuten**

Vorbereitungszeit: **5 Minuten**

Inhaltsstoffe

450 g Tofu Silken (abgetropft und getrocknet)

2 Paprikaschoten (weiblich, rot und grün)

425 Gramm Kokosnussmilch

30 ml Kokosnussöl

15 ml Tomatenmark

5 Gramm Thai-Curry-Paste

15 Gramm Mandel- oder Nussbutter

10 Gramm Ingwer (in Scheiben geschnitten)

1 Stängel Zitronengras

10 Gramm Knoblauch (gehackt)

30 ml Sojasoße

Anweisungen

Erhitzen Sie zunächst eine Pfanne, in der Sie das Kokosöl schmelzen und Ingwer und Knoblauch leicht anbraten. Sobald er Farbe annimmt, fügen Sie die Zitronengrasstücke und die Paprika, die Kokosmilch und nach Belieben einen Hauch Chiliflocken hinzu. Rühren Sie weiter, bis es leicht einzudicken beginnt.

Fügen Sie die Currypaste, Sojasauce, das Tomatenmark und die Mandelbutter hinzu. Rühren Sie gründlich um und fügen Sie Ihre Tofuwürfel hinzu. Weitere 10 Minuten kochen lassen und dann vom Herd nehmen. Sie können etwas mehr Mandelbutter hinzufügen, wenn das Curry nicht dick genug ist, und zum Schluss die Frühlingszwiebeln hinzufügen und servieren.

Nährwert pro Portion

Kalorien   443

Fett gesamt 32.6g

Gesättigtes Fett 10.1g

Cholesterin 0mg

Natrium 242mg

Kohlenhydrate gesamt 23g

Ballaststoffe 7g

Zucker gesamt 8g

Eiweiß 23g

Vitamin A 2390 IU

Vitamin D 0 IU

Kalzium 436mg

Eisen 5,94mg

Kalium 952g

Profi-Tipp

Das mag wirklich seltsam klingen, aber ob Sie es glauben oder nicht, dieses Rezept schmeckt tatsächlich sehr gut mit Kichererbsen. Wenn Sie etwas wollen, das das Curry ergänzt und wenn Keto Sie von Reis fernhält (sogar von der gesunden braunen Sorte), sind Kichererbsen einen Versuch wert. Die Gewürze mischen sich sehr gut mit der natürlichen Fadheit der Kichererbsen und geben Ihnen eine perfekte Schüssel mit chiliartiger Intensität. Sie können den Tofu auch mit Tempeh austauschen, wenn Sie kein Fan davon sind!

3. Champignon-Blumenkohl-Medley

Dieses 20-Minuten-Wunder ist einfach ein Fan-Favorit und es ist nicht schwer zu verstehen, warum. Die reichhaltige, cremige Dicke der Pilze macht das Gericht zu einer perfekten Mischung aus gesund und Genuss, die sich hervorragend für ein erstes Date oder auch nur ein freundschaftliches Abendessen eignet.

Das Beste von allem, das Rezept ist super einfach zu manipulieren, so können Sie buchstäblich so ziemlich alles in das Gericht hinzufügen und Sie werden immer noch gut zu gehen!

Serviert: **4**

Kochzeit: **10 Minuten**

Vorbereitungszeit: **20 Minuten**

Inhaltsstoffe

30 Gramm Natives Olivenöl Extra

1 Stange Sellerie (gehackt)

400 Gramm Champignons (in Scheiben geschnitten)

400 Gramm Blumenkohl-Reis

260 Gramm Spinat

65 g Zwiebel (gehackt)

15 Gramm Knoblauch (gehackt)

5 Gramm Sojasoße

5 Gramm gemahlener schwarzer Pfeffer

2,5 Gramm Paprika

Anweisungen

Stellen Sie zunächst eine große Pfanne mit dem Olivenöl zum Aufwärmen auf den Herd. Denken Sie daran, eine Bratpfanne immer vor und nach dem Kochen mit Öl zu behandeln. Öl ist wichtig, um die Qualität einer guten Pfanne zu erhalten.

Jetzt, wo das Öl warm geworden ist, geben Sie die Zwiebeln und den Sellerie hinzu und braten Sie sie etwa 5-6 Minuten lang, dann fügen Sie den Knoblauch hinzu. Schütteln Sie es ein oder zwei Mal und fügen Sie dann die Pilze hinzu und braten Sie sie, bis sie perfekt sautiert sind. Den Blumenkohlreis, die Sojasauce und die Gemüsebrühe hinzugeben und kochen, bis er weich ist.

Gegen Ende den Spinat dazugeben, würzen, eine Minute kochen lassen und servieren!

Nährwert pro Portion

Kalorien   306

Fett gesamt 8.7g

Gesättigtes Fett 1.3g

Cholesterin 3mg

Natrium 114mg

Kohlenhydrate gesamt 15g

Ballaststoffe 5g

Zucker gesamt 5g

Eiweiß 8g

Vitamin A 6455 IU

Vitamin E 2,74mg

Kalzium 111mg

Eisen 3,11mg

Kalium 1074mg

Profi-Tipp

Anstatt gekauften Blumenkohlreis zu verwenden, sollten Sie versuchen, ihn selbst zu machen. Das Gericht wird nicht nur besser, sondern ist auch super einfach zu machen. Sie müssen die Röschen nur zu einer trockenen, reisähnlichen Konsistenz pürieren. Achten Sie jedoch darauf, dass Sie nicht zu viel mixen!

4. Spaghetti Squash

Ein weiteres Grundnahrungsmittel beim Abendessen sind natürlich Spaghetti. Leider verbietet uns Keto grundsätzlich die Verwendung aller Pasta-Körner, so dass Spaghetti zu machen eine Sache der Vergangenheit ist. Zumindest dachten wir das, bis wir diese erstaunliche glutenfreie Alternative zu diesem Gericht fanden. Spaghetti Squash hilft Ihnen nicht nur, Gemüse in Ihre täglichen Mahlzeiten einzubauen. Diese besondere mediterrane Version macht Lust auf mehr, und das gilt auch für Ihre Kinder!

Dient: **Vier**

Kochzeit: **20 Minuten**

Vorbereitungszeit: **30 Minuten**

Inhaltsstoffe

700 Gramm Spaghetti Squash

250 g gewürfelte Tomaten

230 Gramm Champignons (in Scheiben geschnitten)

64 Gramm Zwiebeln

30 Gramm geröstete Pinienkerne

45 Gramm Olivenöl

30 Gramm Basilikum-Blätter

2,5 g Salz (bevorzugt Meersalz oder rosa Himalaya-Salz)

5 Gramm italienisches Gewürz

Anweisungen

Beginnen Sie mit dem Kochen des Spaghettikürbisses. Sie müssen sehr vorsichtig sein, um sich nicht die Hände zu verbrennen. Berühren Sie ihn erst, wenn er kalt genug ist, um ihn zu handhaben. Schneiden Sie ihn dann in zwei Hälften, entfernen Sie die Kerne und zerkleinern Sie ihn mit einer Gabel. Sie können auch einen Spiralisierer verwenden, wenn Sie dies bevorzugen, und den bereits geschredderten Kürbis kochen.

Erhitzen Sie das Öl in einer Pfanne auf mittlerer Flamme und geben Sie die Zwiebeln und Pilze in das Öl, damit sie anbraten. Den Knoblauch hinzufügen und unter ständigem Rühren anbraten. Tomaten zugeben und weiter rühren. Vom Herd nehmen, die Kürbisspaghetti hinzugeben und gut durchmischen. Pinienkerne und Basilikum hinzufügen und heiß servieren.

Nährwert pro Portion

Kalorien   155

Fett gesamt 8.2g

Gesättigtes Fett 0,8 g

Cholesterin 0mg

Natrium 568 mg

Kohlenhydrate gesamt 20g

Ballaststoffe 5g

Zucker gesamt 7g

Eiweiß 5g

Vitamin A 1634 IU

Vitamin E 1,42mg

Kalzium 69mg

Eisen 1,97mg

Kalium 608mg

Profi-Tipp

Wenn Sie möchten, können Sie ein wenig Paprika und Perl-Chili hinzugeben. Beide haben einen leicht süßen Geschmack, der das pastaähnliche Gericht perfekt ausbalanciert und es direkt in die Kategorie "Top Ten Dinners" katapultiert!

5. Gebratener Brokkoli-Reis

So großartig Blumenkohl gebratener Reis auch ist, er wird manchmal ein bisschen langweilig. Wenn Sie also nach einem farbenfroheren und dennoch gleichermaßen Keto-freundlichen Rezept suchen, ist der beste Tipp Brokkoli gebratener Reis. Brokkoli-Reis ist nicht nur ein großartiges Gericht, sondern auch eine schnelle und einfache Möglichkeit, etwas mehr Grün auf den Speiseplan zu bringen und Ihre Kinder zum Essen zu bewegen, ohne dass sie bei jedem Schritt darüber stöhnen müssen.

Das Beste daran ist, dass das Rezept nur etwa 3 Minuten Kochzeit benötigt und zu fast allen herzhaften Beilagen passt.

Serviert: **4**

Kochzeit: **3 Minuten**

Vorbereitungszeit: **5 Minuten**

Inhaltsstoffe

500 g Brokkoli (gewürfelt)

15 Gramm Ghee oder geklärte Butter

15 Gramm Knoblauch (gehackt)

15 Gramm Kokosnuss-Aminos

7,5 Gramm Sesamöl (geröstet)

10 Gramm Ingwer (gerieben)

30 ml Limettensaft

2 Schalotten (gehackt)

2,5 g Salz (bevorzugt Meersalz oder rosa Himalaya-Salz)

2,5 Gramm gemahlener schwarzer Pfeffer

Anweisungen

Erhitzen Sie Ihre Bratpfanne auf mittlerer Flamme und geben Sie das Butterschmalz dazu. Braten Sie den Brokkoli-Reis mit dem gewürfelten Knoblauch darin unter Rühren etwa eine Minute lang an. Während der Brokkoli-Reis kocht, fügen Sie das Kokosnuss-Amino, die Schalotten, das geröstete Sesamöl und die restlichen Gewürze hinzu. Denken Sie daran, dass Sie unbedingt nur so lange kochen, bis der Reis weich ist und nicht weiter, damit das Gericht nicht matschig wird.

Wenn die Hitze nun ausgeschaltet ist, fügen Sie den Ingwer und den Limettensaft über dem Herd hinzu. Fühlen Sie sich frei, Mandeln hinzuzufügen, wenn Sie dem Gericht etwas mehr Knusprigkeit verleihen möchten.

Nährwert pro Portion

Kalorien   78

Fett gesamt 4.6g

Gesättigtes Fett 1.6g

Cholesterin 4mg

Natrium 307mg

Kohlenhydrate gesamt 7g

Ballaststoffe 4g

Gesamtzucker 1g

Eiweiß 5g

Vitamin A 3425 IU

Vitamin E 2,19mg

Kalzium 155mg

Eisen 2,99mg

Kalium 324mg

Profi-Tipp

Brokkoli-Reis ist eine Alternative für gemischten gebratenen Reis. Wenn Sie ihn in eine vollwertige Mahlzeit verwandeln möchten, können Sie gerne Tofustücke oder andere Gemüsesorten, die Sie herumliegen haben, hinzufügen, um ihn in eine Instant-Mahlzeit zu verwandeln, mit oder ohne ein Curry zur Ergänzung.

5 Top Vegan-Keto-Getränke und Desserts

Abgesehen von vollständigen Mahlzeiten und herzhaften Vorspeisen ist kein Diätplan vollständig, bis Sie sich an die Desserts machen und natürlich an die genussvollen Getränke, die sie ergänzen. Von heißen Sommertagen bis hin zu kuscheligen Wintern, in denen man sich nach einem Weihnachtsdessert sehnt, ist diese kleine Kostprobe an veganen Getränken und Desserts ein perfekter Einstieg in Ihren neuen Ernährungstrend.

1. Goldene Kurkuma Latte

Das ultimative Superfood der Saison ist wohl die indische Kurkuma. Das asiatische Gewürz wird als König der entzündungshemmenden Gewürze gehandelt und taucht fast überall auf, von Tee über Speisen bis hin zu roh als ayurvedisches Medikament.

Kurkuma ist mit einem Wirkstoff gefüllt, der als Curcumin bekannt ist und zahlreiche gesundheitliche Vorteile hat, einschließlich der Vorbeugung von Herzkrankheiten, Alzheimer und Depressionen. Es ist auch großartig für arthritische Schmerzen, weshalb diese besondere Latte ein Grundnahrungsmittel für Sie und Ihre Familie werden wird,

Serviert: **Vier bis Sechs**

Kochzeit: **5 Minuten**

Vorbereitungszeit: **10Minuten**

Inhaltsstoffe

480 Gramm Kokosnussmilch

480 g ungesüßte Mandelmilch oder 240 g Mandeln (zu einer Paste püriert)

30 Gramm frisch geriebener Kurkuma

5 Gramm Zimt

15 Gramm frisch geriebener Ingwer

5 Gramm Vanille-Essenz oder -Pulver

2,5 Gramm gemahlener schwarzer Pfeffer

Anweisungen

Beginnen Sie damit, Ihren Ingwer und Ihr Kurkuma zu reiben. Beachten Sie, dass Kurkuma Flecken macht. Besorgen Sie sich deshalb am besten ein Paar Handschuhe und legen Sie ein Geschirrtuch auf Ihre Arbeitsplatte, um sie vor Flecken zu schützen, vor allem, wenn sie neu ist. In der Zwischenzeit geben Sie die Kokos- und Mandelmilch in einen Topf und lassen sie aufkochen. Geben Sie die geriebenen Gewürze hinein und fügen Sie die Vanille und den schwarzen Pfeffer hinzu. Bringen Sie die Milch zum Kochen und schalten Sie dann die Hitze ab. Lassen Sie den Topf ca. 5-7 Minuten stehen und seihen Sie die Mischung dann durch ein Musselintuch und entfernen Sie die Reste der Gewürze.

An diesem Punkt können Sie einen Hauch von Kokosnussöl hinzufügen, wenn Sie möchten, oder MCT-Öl, wenn Sie versuchen, auf Koffein zu verzichten. Geben Sie die Mischung in einen Mixer und pulsieren Sie sie, bis sie schaumig ist. Lassen Sie die Mischung im Kühlschrank und servieren Sie sie dann gekühlt mit Eis. Alternativ können Sie die Milch auch wieder erwärmen und aufschäumen und als normalen Milchkaffee servieren!

Nährwert pro Portion

Kalorien   270

Fett gesamt 20.3g

Gesättigtes Fett 1.8g

Cholesterin 0mg

Natrium 605mg

Kohlenhydrate gesamt 16g

Ballaststoffe 8g

Zucker gesamt 4g

Eiweiß 10g

Vitamin A 6 IU

Vitamin D 0 IU

Kalzium 146mg

Eisen 4,59mg

Kalium 618g

Profi-Tipp

Lassen Sie den schwarzen Pfeffer nicht weg, auch wenn es wie eine seltsame Wahl klingt. Der Pfeffer bringt ein bisschen Schärfe in das Getränk, die wirklich gut ankommt und Ihrem Körper hilft, das Kurkuma aufzunehmen!

2. Fauxpudding im Glas (Schokolade)

Wenn Sie ein Fan von Pudding oder Parfaits sind, ist dieses cremige Schichtdessert genau das Richtige für Sie. Das ketofreundliche Dessert ist nicht nur frei von Milch und milchbasierten Produkten, so dass Sie Ihre vegane Lebensweise beibehalten können, es ist auch voll von Kurkuma, das ein Fan-Favorit zu sein scheint, und als solches mit gesunden Antioxidantien sowie Vitaminen, Mineralien und Ballaststoffen gefüllt ist. Mit der geringen Anzahl an Kohlenhydraten, die Ihnen helfen, in der Ketose zu bleiben, ist die Leckerei perfekt, wenn Sie keine Lust auf einen Milchkaffee haben und sich nach einem Schokoriegel oder etwas ähnlich Ungesundem sehnen.

Dient: **Zwei**

Kochzeit: **0 Minuten**

Vorbereitungszeit: **40 Minuten**

Inhaltsstoffe

Goldene Schicht

240 g Cashew-Milch oder Kokosnuss-Milch

1,25 Gramm Kurkumapulver

1,25 Gramm Zimt

1,25 Gramm Vanille-Pulver oder -Essenz

0,5 Gramm Ingwer-Pulver

0,5 Gramm Schwarzer Pfeffer

32 Gramm Chia-Samen

15 Gramm Süßstoff

Schokoladenpudding-Schicht

180 Gramm Kokosnusscreme

45 Gramm Kokosnussmilch

10 Gramm Kakao-Pulver

15 Gramm Süßstoff

Anweisungen

Nehmen Sie zunächst zwei verschiedene Schüsseln und mischen Sie die Zutaten getrennt voneinander ein. In die erste Schüssel geben Sie die Kurkuma, den Zimt, den Ingwer, die Vanille und den Pfeffer. Mischen Sie die Kokosnussmilch und den Süßstoff unter. Fügen Sie die Chiasamen hinzu, rühren Sie um und lassen Sie die Mischung über Nacht im Kühlschrank oder an einem kühlen Ort für etwa 30 Minuten fest werden, während Sie die zweite Gruppe von Zutaten verarbeiten.

In der zweiten Schüssel das Kakaopulver, die restliche Kokosmilch und die Sahne einrühren und schlagen, bis die Masse glatt und dickflüssig ist. Den Süßstoff einrühren und erneut schlagen.

In gekühlten Gläsern servieren, wobei die Puddingschicht auf der restlichen Chia-Mischung liegt.

Nährwert pro Portion

Kalorien   727

Fett gesamt 65.1g

Gesättigtes Fett 53.7g

Cholesterin 0mg

Natrium 93mg

Kohlenhydrate gesamt 37g

Ballaststoffe 11g

Zucker gesamt 17g

Eiweiß 10g

Vitamin A 36IU

Vitamin D 0 IU

Kalzium 173mg

Eisen 6,02mg

Kalium 887g

Profi-Tipp

Dieses besondere Dessert kann sich ein wenig schwer anfühlen, weshalb Sie, wenn Sie sich öfter etwas gönnen möchten, die Portionen einfach halbieren sollten. Wenn Sie sich morgens schonen und keine schwere Mahlzeit geplant haben, können Sie dieses Dessert auch zum Frühstück servieren, anstatt zusätzliche Kalorien zuzuführen.

3. Schoko-Bombe Keto-Protein-Shake

Proteinpulver-Shakes sind im Grunde das eine Grundnahrungsmittel, das es immer noch gibt. Sei es der ansässige Fitnessstudio-Freak oder der Nachbar von nebenan, der versucht, ein wenig gesünder zu sein, Protein-Shakes haben den Weg für unzählige Menschen geebnet. Das einzige Problem ist jedoch, dass es keine sehr vegan-ketofreundliche Formel gibt, weshalb wir uns entschieden haben, unsere eigene zu machen. Vollgepackt mit Mandelbutter, Chiasamen und Hanfsamen ist dieser Keto-Proteinshake das perfekte Getränk für Veganer, die unterwegs sind, und das Beste daran ist, dass es buchstäblich nur 5 Minuten dauert, ihn herzustellen.

Dient: **1**

Kochzeit: **0 Minuten**

Vorbereitungszeit: **5 Minuten**

Inhaltsstoffe

96 Gramm Mandelmilch oder Kokosmilch

120 Gramm Eis-Chips

45 Gramm Mandelbutter

20 Gramm Kakaopulver

5 Gramm Süßstoff

15 Gramm Chia-Samen

30 Gramm Hanfsamen

5 Gramm Vanilleextrakt/-pulver

1 Gramm Salz (bevorzugt Meersalz oder rosa Himalayasalz)

Anweisungen

Der Keto-Eiweiß-Shake ist buchstäblich die einfachste Sache auf dem Planeten zu machen. Geben Sie zunächst alle Zutaten in einen Mixer oder einen Bullet Blender und pürieren Sie sie, bis sie glatt sind. Nach Belieben mit zusätzlichen Chia- und Hanfsamen garnieren.

Gekühlt servieren.

Nährwert pro Portion

Kalorien   576

Fett gesamt 38g

Gesättigtes Fett 4.1g

Cholesterin 0mg

Natrium 493mg

Kohlenhydrate gesamt 55g

Ballaststoffe 30g

Zucker gesamt 15g

Eiweiß 21g

Vitamin A 257 IU

Vitamin E 40mg

Kalzium 817mg

Eisen 11,59mg

Kalium 1290mg

Profi-Tipp

Eiweiß in die Ernährung zu bekommen ist ein großes Anliegen für die meisten Veganer und noch mehr für Veganer, die die Keto-Diät versuchen. Mit genügend Abwechslung kann das Protein-Defizit ausgeglichen werden. Wenn Sie jedoch Schwierigkeiten haben, Ihre Protein-Balance zu finden und wenn Sie versuchen, Gewicht zu verlieren, ist der vegane Protein-Shake Ihre beste Wahl!

4. Berry Blast Keto Smoothie

Seien wir ganz ehrlich - trotz ihrer weit verbreiteten Verehrung können Schokolade und Schokoladenprodukte manchmal überbewertet werden, also was tun Nicht-Fans? Wie bekommt jemand, der Schokolade hasst oder, schlimmer noch, allergisch darauf reagiert, seine täglichen Proteine ohne den süßen Touch?

Hallo! Ein Smoothie natürlich!

Und wenn wir Smoothies für Keto machen, müssen es Beeren sein. Warum? Weil Himbeeren, Erdbeeren und Brombeeren alle dafür bekannt sind, dass sie weniger Kohlenhydrate enthalten als andere Früchte wie Mangos. Fügen Sie einen Hauch von Spinat hinzu und Sie sind goldrichtig!

Dient: **Vier**

Kochzeit: **0 Minuten**

Vorbereitungszeit: **5 Minuten**

Inhaltsstoffe

96 Gramm Mandelmilch oder Kokosmilch

120 Gramm gefrorene Erdbeeren

120 Gramm gefrorene Himbeeren

80 Gramm gefrorene Brombeeren

60 Gramm Baby-Spinat

5 Gramm Süßstoff

15 Gramm Chia-Samen

5 Gramm Vanilleextrakt/-pulver

1 Gramm Salz (bevorzugt Meersalz oder rosa Himalayasalz)

Anweisungen

Wie zuvor geben Sie alle Zutaten in einen Mixer und pürieren sie, bis sie glatt sind. Dieses Rezept reicht für vier Portionen. Sie können also den Rest aufbewahren und vor dem Verzehr erneut pürieren, oder Sie können es einfach so servieren.

Nährwert pro Portion

Kalorien   80

Fett gesamt 1.8g

Gesättigtes Fett 0,1g

Cholesterin 0mg

Natrium 128 mg

Kohlenhydrat gesamt 15g

Ballaststoffe 5g

Zucker gesamt 8g

Eiweiß 2g

Vitamin A 1507 IU

Vitamin E 1,59mg

Kalzium 102mg

Eisen 1,49mg

Kalium 237mg

Profi-Tipp

Wenn Sie möchten, können Sie ein paar Kokosraspeln hinzufügen, wenn Sie den Geschmack mögen. Wassermelone ist auch eine gute Zugabe, wenn Sie das Rezept aufpeppen möchten, ohne zu viele Kalorien hinzuzufügen.

5. Cinna-Bun im Becher

Wenn es eine Nachspeise gibt, die bei Hagel oder Gewitter zu jedem Dessert oder heimlichen Genuss in jeder Ecke der Welt gehören sollte, dann ist es die Zimtrolle. Heißes, klebriges Gebäck, bedeckt mit zuckersüßem Zuckerguss, mit einem Hauch von Zimt, der durch die Luft weht - klingt wie eine Werbung für Nigella's Kitchen, nicht wahr?

Das Problem bei der veganen und Keto-Diät ist jedoch, dass Kohlenhydrate im Grunde eine Kardinalsünde sind, und selbst wenn sie es nicht wären, ist die Zubereitung des ganzen Gerichts ein ziemlich wahnsinniger Aufwand. Es ist ja nicht so, als gäbe es vegan-ketofreundliche Tiefkühlvarianten für 0,99 $ pro Stück. Nun, wie dem auch sei, es gibt eine winzige Lösung: portionierbare Zimtrollen im Becher. Haben wir schon erwähnt, dass es Low Carb und veganfreundlich ist?

Dient: **1**

Kochzeit: **1 Minuten**

Vorbereitungszeit: **5-10 Minuten**

Inhaltsstoffe

34 Gramm Veganes Vanille-Protein-Pulver

2,5 Gramm Backpulver

15 Gramm Kokosnussmehl

5 Gramm Zimt

15 Gramm Süßstoff

40 Gramm Kokosnussmilch

2,5 Gramm Vanilleextrakt

2,5 Gramm gemahlener schwarzer Pfeffer

15 Gramm Kokosnussbutter

Anweisungen

Nehmen Sie eine mikrowellensichere Schüssel oder einen extragroßen Becher und fetten Sie die Innenseite mit einem Kochspray ein oder tupfen Sie sie einfach mit etwas Rapsöl ab. Geben Sie das Proteinpulver, das Backpulver, das Kokosmehl, den Zimt und den Süßstoff hinein und vermischen Sie die Zutaten gründlich. Nach dem Mischen beginnen Sie, die Milch Ihrer Wahl in die trockenen Zutaten zu gießen, bis ein Teig entsteht. Denken Sie daran, dass es wichtig ist, dass Ihr Teig schön dick und nicht ganz trocken und krümelig ist. Wenn Sie also feststellen, dass Ihr Teig nicht die richtige Konsistenz hat, nachdem Sie die ganze Milch verwendet haben, fügen Sie einfach etwas mehr hinzu, bis Sie die kuchenteigähnliche Konsistenz spüren können.

Geben Sie zusätzlich Zimt und Süßstoff darüber, um einen kleinen Strudel zu formen, und stellen Sie es dann für etwa 1 Minute in die Mikrowelle. Geben Sie die Glasur darüber, die Sie in einem separaten Behälter anrühren sollten, und schon sind Sie fertig!

Nährwert pro Portion

Kalorien   338

Fett gesamt 15.7g

Gesättigtes Fett 9g

Cholesterin 32mg

Natrium 307mg

Kohlenhydrate gesamt 30g

Ballaststoffe 7g

Zucker gesamt 20g

Eiweiß 20g

Vitamin A 427 IU

Vitamin E 0,65mg

Kalzium 141mg

Eisen 5,35mg

Kalium 538mg

Profi-Tipp

Sie können das gleiche Rezept hier in einem Ofen machen, wenn Sie eine größere Charge machen wollen. Heizen Sie einfach den Ofen auf 375 Grad Fahrenheit vor und backen Sie für etwa 8-15 Minuten bei 350 Grad Fahrenheit. Verwenden Sie einen Zahnstocher, um festzustellen, ob die Mitte gut durchgebacken ist, und Sie sind bereit für die Zubereitung!

5 grundlegende Keto-Rezepte für buchstäblich jede Zeit

Nachdem wir nun so ziemlich jede Mahlzeit im Verzeichnis und noch einige mehr durchgegangen sind, haben wir beschlossen, mit einer Liste einiger der Grundlagen, auch bekannt als Grundnahrungsmittel, für jeden Veganer, der die Keto-Diät ausprobiert, abzuschließen. Schließlich braucht man, wenn man diese Diät länger als eine Woche macht, ein paar Grundlagen, auf die man zurückgreifen kann, oder? Nun, nach einer ausführlichen Suche und einer Menge Geschmackstests sind die letzten fünf goldenen Rezepte, die es auf unsere exklusive Liste geschafft haben, wie folgt.

Aber bevor Sie eintauchen, seien Sie gewarnt, alle fünf sind schwer zu überspringen, so dass Sie gehen, um einige ernsthafte Selbstbeherrschung üben müssen!

1. Das vegane Chili-Rezept

Mit der globalen Erwärmung, die das Klima so verrückt wie möglich macht, ist es ein wenig schwierig, Komfort-Essen zu finden, das in die vegane und Keto-Kategorie passt, und so sehr wir auch Suppen und Salate lieben, die beiden sind nicht unbedingt immer geeignet. Zumindest nicht für uns (nichts für ungut für diejenigen unter Ihnen, die auf ihren täglichen Salat schwören).

Dieses besondere Rezept ist jedoch ein Zuhause auf dem Teller. Die besten Teile einer Suppe und die besten Teile eines Frühstücksburritos, alles in einem und gekrönt mit Avocado. Eine Kirsche oben drauf war noch nie so überbewertet!

Serviert: **Sechs bis Acht**

Kochzeit: **35 Minuten**

Vorbereitungszeit: **10 Minuten**

Inhaltsstoffe

30 Gramm Natives Olivenöl Extra

5 kleine 5" Stangen Sellerie (gewürfelt)

2 große Chipotle-Paprikaschoten (gewürfelt)

2 grüne Paprikaschoten (gewürfelt)

2 mittlere Zucchini (gewürfelt)

230 Gramm Champignon (in Scheiben geschnitten)

22 Gramm Tomatenpaste

425 Gramm gewürfelte Tomaten

400 Gramm Wasser

64 Gramm Kokosnussmilch

320 Gramm Sojafleisch

128 Rohe Walnüsse

5 Gramm Kakaopulver

7,5 Gramm gemahlener Zimt

7,5 Gramm geräucherter Paprika

10 Gramm gemahlener Kreuzkümmel

10 Gramm gemahlenes Chilipulver

2,5 Gramm gemahlener schwarzer Pfeffer

5 Gramm Salz (Meersalz oder rosa Himalaya-Salz bevorzugt)

Anweisungen

Wie stellt man also dieses glutenfreie, proteinreiche Wunder her?

Beginnen Sie wie üblich mit einem großen Topf und erhitzen Sie das Öl auf mittlerer Flamme. Sobald es heiß ist, fügen Sie den Sellerie hinzu und kochen ihn etwa 4-5 Minuten lang, bis er weich ist. Rühren Sie um, bis Sie die Gewürze kochen sehen (in der Regel weitere 2 Minuten), und fügen Sie dann das Gemüse hinzu, und kochen Sie es etwa fünf Minuten lang.

Sobald das Gemüse gekocht ist, die Chipotle, das Tomatenmark, die Tomaten und das Wasser hinzugeben. Umrühren und abbinden. Dann mit der Milch aufgießen und das Sojafleisch, den Kakao und die Walnüsse hinzufügen. Das Ganze dauert nun weitere 20-25 Minuten, während der Eintopf eindickt und das Gemüse durchgart.

Sobald Sie fertig sind, fügen Sie Salz und Pfeffer hinzu und schmecken Sie ab.

Nährwert pro Portion

Kalorien   222

Fett gesamt 17.1g

Gesättigtes Fett 3.4g

Cholesterin 0mg

Natrium 1763mg

Kohlenhydrat gesamt 13g

Ballaststoffe 5g

Zucker gesamt 3g

Eiweiß 9g

Vitamin A 1902 IU

Vitamin D 2 IU

Kalzium 79mg

Eisen 3,16mg

Kalium 656g

Profi-Tipp

Nur weil dies ein Chili ist, heißt das nicht, dass es kein ausgefallenes Essen für ein Date sein kann. Toppen Sie es mit Avocados und Koriander für ein Restaurant-Finish, das sowohl Ihre Augen als auch Ihren Magen zufriedenstellen wird.

2. Zitronenbiss Fettbombe

Und wir sind zurück mit der anderen perfekten Fettbombe. Es mag albern und super kontraproduktiv klingen, aber wir können nicht genug betonen, wie wichtig Fettbomben für Keto-Diät-Neulinge sind, besonders für diejenigen, die ihre Fettzufuhr erhöhen müssen. Abgesehen davon sind Fettbomben nicht nur für Einsteiger geeignet. Sie sind eines der Dinge, die sogar einen Profi-Keto-Diäter auf dem richtigen Weg halten können.

Was steckt also in dieser perfekten Fettbombe?

Dient: **Sechzehn**

Kochzeit: **0 Minuten**

Vorbereitungszeit: **40 - 60 Minuten**

Inhaltsstoffe

200 Gramm Kokosnussbutter

55 Gramm Kokosnussöl

30 Gramm Zitronenextrakt/Zesten

5 Gramm flüssiger Süßstoff nach Wahl

1,25 g Salz (bevorzugt Meersalz oder rosa Himalaya-Salz)

Anweisungen

Beginnen Sie wieder damit, alle Zutaten in einer großen Schüssel zu vermischen. Achten Sie darauf, dass Sie ungewachste Zitronen verwenden, wenn Sie Zitronenschalen verwenden. Außerdem sollten Sie eine Reibe verwenden, um sicherzustellen, dass Sie keine ungewöhnlich großen Zitronenstücke in Ihren Portionen haben. Sobald Sie fertig sind, können Sie die Mischung entweder in eine Reihe von Muffin-Förmchen oder in eine Eiswürfelschale füllen.

Frieren Sie die Melts für etwa eine Stunde ein. Sobald sie fest gefroren sind, können Sie sie herausnehmen und im Gefrierschrank aufbewahren, um sie in Ruhe zu genießen.

Nährwert pro Portion

Kalorien   48

Fett gesamt 6.7g

Gesättigtes Fett 1.2g

Cholesterin 1mg

Natrium 125mg

Kohlenhydrate gesamt 3g

Ballaststoffe 1g

Gesamtzucker 1g

Eiweiß 1g

Vitamin A 200IU

Vitamin D 0 IU

Kalzium 9mg

Eisen 0,31mg

Kalium 29g

Profi-Tipp

Wenn Sie Reste haben, können Sie diese tatsächlich für die Herstellung von Limonade verwenden! Fügen Sie ein paar Chargen Beeren und zerstoßenes Eis hinzu und pürieren Sie die Kombination bis zur Perfektion. Sie werden überrascht sein, wie gut sie ist!

3. Der vegane Taco-Bello

Vermissen Sie einen Lauf für Taco Bell am Nachmittag, wie wenn Sie ein Teenager waren? Ist die ikonische lila Glocke etwas, das Sie in Ihren Träumen wiederkehrt, obwohl Sie wissen, dass der Nährwertgehalt auf diesen Tacos buchstäblich Null ist?

Nun, was wäre, wenn wir Ihnen sagen würden, dass wir einen Weg haben, um sicherzustellen, dass Sie Ihren Taco bekommen, und gleichzeitig war es nicht einer, der ernährungsphysiologisch mangelhaft war? Nun stellen Sie sich vor, wenn ich Ihnen sagen würde, dass dieser Taco nicht nur ernährungsphysiologisch perfekt ist, sondern auch noch keto- und vegan-freundlich ist? Sie würden wahrscheinlich schon speichelnd sein! Zum Glück für Sie sind diese Tacos kein Hirngespinst.

Serviert: **6**

Kochzeit: **10 Minuten**

Vorbereitungszeit: **20 Minuten**

Inhaltsstoffe

450 Gramm Portobello-Pilze

60 g Harissa/Chili-Sauce (je nach Vorliebe mild bis scharf)

45 Gramm Olivenöl

5 Gramm gemahlener Kreuzkümmel

5 Gramm Zwiebelpulver

6 Stück Collard Green Blätter/Salat

30 g rote Zwiebel (gewürfelt)

25 Gramm Zitronensaft

30 Gramm Tomate (gehackt)

25 g Kirschtomaten (in Scheiben geschnitten)

2 reife Avocados (in Stücken)

1 Gramm Salz (bevorzugt Meersalz oder rosa Himalayasalz)

Anweisungen

Nehmen Sie sich zunächst den Star dieses Gerichts vor: den Portobello-Pilz. Entfernen Sie den Stiel, spülen Sie ihn gründlich ab und trocknen Sie ihn leicht ab. Schneiden Sie die Pilze in lange, etwa 2 cm dicke Scheiben.

Mischen Sie in einer separaten Schüssel das Harissa, die Hälfte des Öls, den Kreuzkümmel und das Zwiebelpulver und bestreichen Sie die Pilze mit dieser Mischung. Lassen Sie alle Pilze 15 Minuten lang marinieren, bevor Sie sie bei mittlerer Hitze mit dem restlichen Öl anbraten. Entfernen Sie sie, wenn sie gebräunt sind.

Spülen Sie das Grünzeug in einer anderen Schüssel ab und lassen Sie es trocknen oder tupfen Sie es trocken. Mischen Sie die Guacamole separat mit den Avocados, den gehackten Tomaten, den Zwiebeln, dem Zitronensaft, dem Salz und, wenn Sie möchten, einem Hauch gemahlenem Pfeffer.

Zum Servieren füllen Sie jedes Collard-Grün- oder Salatblatt mit ein paar Portobello-Stücken und geben die Guacamole darüber.

Nährwert pro Portion

Kalorien   155

Fett gesamt 11,5g

Gesättigtes Fett 1.6g

Cholesterin 0mg

Natrium 331mg

Kohlenhydrat gesamt 13g

Ballaststoffe 7g

Zucker gesamt 4g

Eiweiß 4g

Vitamin A 334 IU

Vitamin E 8mg

Kalzium 29mg

Eisen 1,33mg

Kalium 686mg

Profi-Tipp

Wenn Sie eine große Charge gemacht haben und von den Tacos gelangweilt sind, können Sie diese Füllung tatsächlich mit allem mischen, von Zucchini-Nudeln bis hin zu Seetang, und Sie haben selbst eine behelfsmäßige Mahlzeit, kein Ärger inklusive!

4. Koreanische Vegane BiBimBap-Schüssel

Wenn Sie ein Fan der südkoreanischen Küche sind, wie so viele Menschen heutzutage (dank der K-Pop-Sensation BTS, auch bekannt als die neuen Beatles, und ihrer steigenden Popularität), werden Sie diese Miso-meets-Sriracha-beeinflusste Schüssel mit asiatischem Komfort absolut lieben.

Und obendrein sind BiBimBap-Schüsseln bekanntlich nahrhaft, mit einer Vielzahl an buntem Gemüse, das ihnen ihren ikonischen Farbklecks verleiht. Es ist jedoch erwähnenswert, dass dies in dieser speziellen Version der Reisschüssel noch mehr der

Fall ist, denn da es sich um ein Keto-Rezept handelt, mussten wir den Reis ganz weglassen und ihn durch eine gesündere, kohlenhydratarme Alternative ersetzen

Dient: **Zwei**

Kochzeit: **10 Minuten**

Vorbereitungszeit: **15 Minuten**

Inhaltsstoffe

200 g Tempeh (in Scheiben geschnitten/ kann durch Tofu ersetzt werden, falls gewünscht)

300 Gramm Blumenkohl (gewürfelt)

1 kleine Paprikaschote (in Julienneschnitte)

50 g Brokkoli (in dünne Scheiben geschnitten)

80 g Karotte (gerieben)

60 g Gurke (in Juliennescheiben)

2 Gramm Süßstoff

15 Gramm Sesamkörner

30 Gramm Sojasoße

5 Gramm Sesamöl

30 Gramm Reisessig

Anweisungen

Mischen Sie zunächst den Essig und die Hälfte der Sojasauce in einer Schüssel und dippen Sie das Tempeh damit, bevor Sie es braten. Während das Tempeh mariniert, nehmen Sie Ihr gemischtes Gemüse und schneiden es in mundgerechte Portionen.

Sobald das Tempeh gar ist, braten Sie das Gemüse in der gleichen Pfanne an. Nach etwa einer Minute geben Sie den Blumenkohlreis hinzu und kochen ihn, bis er weich ist.

Mischen Sie in einer separaten Schüssel die restlichen Zutaten. Wenn Sie die Würze bevorzugen, fügen Sie einen oder zwei Esslöffel Gochuchung hinzu und fügen Sie ein wenig Wasser hinzu, bis sich die Sauce leicht über das Gemüse und den Blumenkohlreis ergießt. Gut mischen und vor dem Servieren mit Sesamsamen garnieren.

Nährwert pro Portion

Kalorien   436

Fett gesamt 28.2g

Gesättigtes Fett 4.2g

Cholesterin 0mg

Natrium 370 mg

Kohlenhydrate gesamt 30g

Ballaststoffe 11g

Zucker gesamt 12g

Eiweiß 24g

Vitamin A 9866 IU

Vitamin E 2,36mg

Kalzium 462mg

Eisen 7,18mg

Kalium 1004mg

Profi-Tipp

BiBimBap ist ein koreanisches Grundnahrungsmittel und wie die meisten koreanischen Grundnahrungsmittel passt es erstaunlich gut zu ein wenig Kimchi. Kimchi, ein fermentiertes Gurkengericht, gibt es in verschiedenen Formen, darunter Rettich- und Kohl-Kimchi, die beiden beliebtesten. Es mag seltsam klingen, aber es ist unerlässlich für die perfekte Schüssel BiBimBap!

5. Vanille-Kurkuma-Fettbombe

Und für unser allerletztes Rezept des Buches greifen wir auf eine Mischung aus zwei unserer Lieblingsgrundnahrungsmittel zurück, dem Superfood Kurkuma und Ketos persönlichem Anti-Kryptonit, der Fettbombe. Mit super einfachen Zutaten und einem noch einfacheren No-Cook-"Koch"-Prozess sind Fettbomben süß genug, um jeden Heißhunger zu stillen, und gleichzeitig so fettgefüllt, dass sie auch das Überessen bremsen!

Dient: **Fünf**

Kochzeit: **0 Minuten**

Vorbereitungszeit: **40 - 60 Minuten**

Inhaltsstoffe

100 Gramm Kokosnusscreme

64 Gramm Kokosnussflocken

2,5 Gramm gemahlener Kurkuma

2,5 Gramm gemahlener Ingwer

15 Gramm Wasser

Anweisungen

Nun haben Sie zwei Möglichkeiten, dies zu tun. Wenn Sie etwas mehr Textur in Ihren Bissen mögen, empfehlen wir, die Mischung mit der Hand zu mischen und zu rühren, bis sie glatt ist. Wenn Sie jedoch eine absolut Lindt-ähnliche Glätte bevorzugen, sollten Sie das Ganze in einer Küchenmaschine oder mit einem Stabmixer pürieren.

Sobald die Mischung durchgemischt ist, müssen Sie die Mischung für etwa 20-30 Minuten abkühlen lassen, bevor Sie sie wieder herausholen und zu kleinen runden Kugeln formen können. **Legen Sie sie zum Aufbewahren wieder in den Gefrierschrank.**

Nährwert pro Portion

Kalorien   72

Fett gesamt 7g

Gesättigtes Fett 6.2g

Cholesterin 0mg

Natrium 15mg

Kohlenhydrate gesamt 3g

Ballaststoffe 1g

Gesamtzucker 0g

Eiweiß 1g

Vitamin A 0 IU

Vitamin E 0mg

Calcium 7 mg

Eisen 0,87mg

Kalium 114mg

Profi-Tipp

Wenn Sie es bevorzugen, können Sie die geschmolzene Mischung direkt in kleine Formen oder in Eiswürfelbehälter gießen, um die Vorbereitungszeit für die Fettbomben zu verkürzen. Da sie so sättigend sind, sind sie auch eine großartige Möglichkeit, den Tag zu beginnen, vor allem, da die Kurkuma großartig ist, um Ihre Vitalstoffe in Schwung zu bringen. Wenn Sie sie am Morgen essen, versuchen Sie auch ein wenig Tee mit schwarzem Pfeffer zu trinken, nur um die Kurkuma ein wenig besser zu absorbieren.

4 Wochen Diätplan

Tag	Frühstück	Mittagessen	Imbiss	Abendessen	Dessert	Gesamtanzahl
Tag 1	Avo-Tacos Kalorien: 179 Fett gesamt: 28,24 Gramm Kohlenhydrate: 13 Gramm Natrium: 13 Gramm	Salat mit Kirschtomaten Kalorien: 379 Fett gesamt: 19,70 Gramm Kohlenhydrate: 43 Gramm Natrium: 64 Gramm	Karottenkuchen Minis Kalorien: 47 Fett gesamt: 0,2 Gramm Kohlenhydrate: 11 Gramm Natrium: 70 Gramm	Der vegane Taco Bello Kalorien: 155 Fett gesamt: 11,5 Gramm Kohlenhydrate: 13 Gramm Natrium: 331 Gramm	Schokolade Fett Bombe x3 Kalorien: 537 Fett gesamt: 59,7 Gramm Kohlenhydrate: 6 Gramm Natrium: 192 Gramm	Kalorien: 1297 Fett gesamt: 119,34 Gramm Kohlenhydrate: 86 Gramm Natrium: 670 Gramm

Tag 2	Das OG Veggie-Omelett	Brokkoli und Kokosnuss Suppe	Avo-Pommes	Veganes Thai-Curry	Goldene Kurkuma-Latte	
	Kalorien: 370	Kalorien: 228	Kalorien: 66	Kalorien: 443	Kalorien: 270	Kalorien: 1377
	Fett gesamt: 9,27 Gramm	Fett gesamt: 13,3 Gramm	Fett gesamt: 7,9 Gramm	Fett gesamt: 32,6 Gramm	Fett gesamt: 20,3 Gramm	Fett gesamt: 83.3 7Gramm
	Kohlenhydrate: 29 Gramm	Kohlenhydrate: 23 Gramm	Kohlenhydrate: 5 Gramm	Kohlenhydrate: 23 Gramm	Kohlenhydrate: 16 Gramm	Kohlenhydrate: 96 Gramm
	Natrium: 1350 Gramm	Natrium: 872 Gramm	Natrium: 62 Gramm	Natrium: 242 Gramm	Natrium: 605 Gramm	Natrium: 3131 Gramm
Tag 3	Overnight Oats in einer Schüssel	Veganer Kelp-Salat	Blumenkohlkrapfen	Roter Tofu-Salat	Fauxpudding im Glas	
	Kalorien: 634	Kalorien: 268	Kalorien: 47	Kalorien: 179	Kalorien:727	Kalorien: 1855
	Fett gesamt: 52,32 Gramm	Fett gesamt: 18,6 Gramm	Fett gesamt: 0,2 Gramm	Fett gesamt: 28,24 Gramm	Fett gesamt: 65,1 Gramm	Fett gesamt: 164,46 Gramm
	Kohlenhydrate: 17 Gramm	Kohlenhydrate: 22 Gramm	Kohlenhydrate: 8 Gramm	Kohlenhydrate: 13 Gramm	Kohlenhydrate: 37 Gramm	Kohlenhydrate: 87 Gramm
	Natrium: 207 Gramm	Natrium: 454 Gramm	Natrium: 301 Gramm	Natrium: 13 Gramm	Natrium: 93 Gramm	Natrium: 1068 Gramm

Tag 4	Asiatische Kichererbsen-Pfannkuchen	Gemüsesuppe für die Seele	Schokolade Fettbombe	Spaghetti Squash	Zimtbrötchen im Becher	
	Kalorien: 227	Kalorien: 464	Kalorien: 179	Kalorien: 155	Kalorien: 338	Kalorien: 1363
	Fett gesamt: 3,6 Gramm	Fett gesamt: 3,7 Gramm	Fett gesamt: 19,9 Gramm	Fett gesamt: 8,2 Gramm	Fett gesamt: 15,7 Gramm	Fett gesamt: 51,1 Gramm
	Kohlenhydrate: 38 Gramm	Kohlenhydrate: 22 Gramm	Kohlenhydrate: 2 Gramm	Kohlenhydrate: 20 Gramm	Kohlenhydrate: 30 Gramm	Kohlenhydrate: 112 Gramm
	Natrium: 630 Gramm	Natrium: 1162 Gramm	Natrium: 64 Gramm	Natrium: 568 Gramm	Natrium: 307 Gramm	Natrium: 2731 Gramm
Tag 5	Kokosnuss Crepes	Thai-inspirierter Krautsalat	Schokoladen-Chip-Keks	Veganes Thai-Curry	Goldene Kurkuma-Latte	
	Kalorien: 137	Kalorien: 109	Kalorien: 78	Kalorien: 443	Kalorien: 270	Kalorien: 1037
	Fett gesamt: 16,54 Gramm	Fett gesamt: 4,8 Gramm	Fett gesamt: 4 Gramm	Fett gesamt: 32,6 Gramm	Fett gesamt: 20,3 Gramm	Fett gesamt: 78,24 Gramm
	Kohlenhydrate: 12,15 Gramm	Kohlenhydrate: 16 Gramm	Kohlenhydrate: 9 Gramm	Kohlenhydrate: 23 Gramm	Kohlenhydrate: 16 Gramm	Kohlenhydrate: 76,15 Gramm
	Natrium: 16 Gramm	Natrium: 303 Gramm	Natrium: 16 Gramm	Natrium: 242 Gramm	Natrium: 605 Gramm	Natrium: 1182 Gramm

Tag 6	Das OG Veggie-Omelett Kalorien: 370 Fett gesamt: 9,27 Gramm Kohlenhydrate: 29 Gramm Natrium: 1350 Gramm	Gemüsesuppe für die Seele Kalorien: 464 Fett gesamt: 3,7 Gramm Kohlenhydrate: 22 Gramm Natrium: 1162 Gramm	Avo-Pommes Kalorien: 66 Fett gesamt: 7,9 Gramm Kohlenhydrate: 5 Gramm Natrium: 62 Gramm	Veganes Thai-Curry Kalorien: 443 Fett gesamt: 32,6 Gramm Kohlenhydrate: 23 Gramm Natrium: 242 Gramm	Zimtbrötchen im Becher Kalorien: 338 Fett gesamt: 15,7 Gramm Kohlenhydrate: 30 Gramm Natrium: 307 Gramm	Kalorien: 1681 Fett gesamt: 69,17 Gramm Kohlenhydrate: 109 Gramm Natrium: 3123 Gramm
Tag 7	Overnight Oats in einer Schüssel Kalorien: 634 Fett gesamt: 52,32 Gramm Kohlenhydrate: 17 Gramm Natrium: 207 Gramm	Salat mit Kirschtomaten Kalorien: 379 Fett gesamt: 19,70 Gramm Kohlenhydrate: 43 Gramm Natrium: 64 Gramm	Karottenkuchen Minis Kalorien: 47 Fett gesamt: 0,2 Gramm Kohlenhydrate: 11 Gramm Natrium: 70 Gramm	Der vegane Taco Bello Kalorien: 155 Fett gesamt: 11,5 Gramm Kohlenhydrate: 13 Gramm Natrium: 331 Gramm	Goldene Kurkuma-Latte Kalorien: 270 Fett gesamt: 20,3 Gramm Kohlenhydrate: 16 Gramm Natrium: 605 Gramm	Kalorien: 1485 Fett gesamt: 104,02 Gramm Kohlenhydrate: 100 Gramm Natrium: 1277 Gramm

Tag 8	Kokosnuss Crepes	Brokkoli und Kokosnuss Suppe	Blumenkohlkrapfen	Gebackenes Georgisch Badrijani	Zimtbrötchen im Becher	Kalorien: 1059
	Kalorien: 137	Kalorien: 228	Kalorien: 47	Kalorien: 309	Kalorien: 338	Fett gesamt: 75,2 Gramm
	Fett gesamt: 16,54 Gramm	Fett gesamt: 13,3 Gramm	Fett gesamt: 0,2 Gramm	Fett gesamt: 29,5 Gramm	Fett gesamt: 15,7 Gramm	Kohlenhydrate: 84,15 Gramm
	Kohlenhydrate: 12,15 Gramm	Kohlenhydrate: 23 Gramm	Kohlenhydrate: 8 Gramm	Kohlenhydrate: 11 Gramm	Kohlenhydrate: 30 Gramm	Natrium: 1316 Gramm
	Natrium: 16 Gramm	Natrium: 872 Gramm	Natrium: 301 Gramm	Natrium: 605 Gramm	Natrium: 307 Gramm	
Tag 9	Asiatische Kichererbsen-Pfannkuchen	Salat mit Kirschtomaten	Avo-Pommes	Veganes Thai-Curry	Fauxpudding im Glas	Kalorien: 1842
	Kalorien: 227	Kalorien: 379	Kalorien: 66	Kalorien: 443	Kalorien: 727	Fett gesamt: 128,9 Gramm
	Fett gesamt: 3,6 Gramm	Fett gesamt: 19,70 Gramm	Fett gesamt: 7,9 Gramm	Fett gesamt: 32,6 Gramm	Fett gesamt: 65,1 Gramm	Kohlenhydrate: 146 Gramm
	Kohlenhydrate: 38 Gramm	Kohlenhydrate: 43 Gramm	Kohlenhydrate: 5 Gramm	Kohlenhydrate: 23 Gramm	Kohlenhydrate: 37 Gramm	Natrium: 1091 Gramm
	Natrium: 630 Gramm	Natrium: 64 Gramm	Natrium: 62 Gramm	Natrium: 242 Gramm	Natrium: 93 Gramm	

Tag 10	Overnight Oats in einer Schüssel	Veganer Kelp-Salat	Schokolade Fettbombe	Veganer Rührei	Vanille-Kurkuma-Fettbombe	Kalorien:
	Kalorien:	Kalorien:	Kalorien:	Kalorien:	Kalorien:	1332
	634	268	179	179	72	Fett gesamt:
	Fett gesamt:	Fett gesamt:	Fett gesamt:	Fett gesamt:	Fett gesamt:	126,06 Gramm
	52,32 Gramm	18,6 Gramm	19,9 Gramm	28,24 Gramm	7 Gramm	Kohlenhydrate:
	Kohlenhydrate:	Kohlenhydrate:	Kohlenhydrate:	Kohlenhydrate:	Kohlenhydrate:	57 Gramm
	17 Gramm	22 Gramm	2 Gramm	13 Gramm	3 Gramm	Natrium:
	Natrium:	Natrium:	Natrium:	Natrium:	Natrium:	753 Gramm
	207 Gramm	454 Gramm	64 Gramm	13 Gramm	15 Gramm	
Tag 11	Kokosnuss Crepes	Gemüsesuppe für die Seele	Karottenkuchen Minis	Veganes Thai-Curry	Goldene Kurkuma-Latte	Kalorien:
	Kalorien:	Kalorien:	Kalorien:	Kalorien:	Kalorien: 270	1361
	137	464	47	443	Fett gesamt:	Fett gesamt:
	Fett gesamt:	Fett gesamt:	Fett gesamt:	Fett gesamt:	20.3Gramm	73,34 Gramm
	16,54 Gramm	3,7 Gramm	0,2 Gramm	32,6 Gramm	Kohlenhydrate:	Kohlenhydrate:
	Kohlenhydrate:	Kohlenhydrate:	Kohlenhydrate:	Kohlenhydrate:	16Gramm	84,15 Gramm
	12,15 Gramm	22 Gramm	11 Gramm	23 Gramm	Natrium:	Natrium:
	Natrium:	Natrium:	Natrium:	Natrium:	605Gramm	2095 Gramm
	16 Gramm	1162 Gramm	70 Gramm	242Gramm		

Tag 12	Avo-Tacos	Veganer Kelp-Salat	Blumenkohlkrapfen	Koreanische Vegane BiBimBap-Schüssel	Zimtbrötchen im Becher	Kalorien:
	Kalorien:	Kalorien:	Kalorien:	Kalorien:	Kalorien: 338	1268
	179	268	47	436	Fett gesamt:	Fett gesamt:
	Fett gesamt:	Fett gesamt:	Fett gesamt:	Fett gesamt:	15,7 Gramm	90,94 Gramm
	28,24 Gramm	18,6 Gramm	0,2 Gramm	28,2 Gramm	Kohlenhydrate:	Kohlenhydrate:
	Kohlenhydrate:	Kohlenhydrate:	Kohlenhydrate:	Kohlenhydrate:	30 Gramm	103 Gramm
	13 Gramm	22 Gramm	8 Gramm	30 Gramm	Natrium:	Natrium:
	Natrium:	Natrium:	Natrium:	Natrium:	307 Gramm	1445 Gramm
	13 Gramm	454 Gramm	301 Gramm	370 Gramm		
Tag 13	Overnight Oats in einer Schüssel	Thailändisch inspirierter Krautsalat	Blumenkohlkrapfen	Veganes Thai-Curry	Zimtbrötchen im Becher	Kalorien:
	Kalorien:	Kalorien:	Kalorien:	Kalorien:	Kalorien: 338	1559
	634	109	47	443	Fett gesamt:	Fett gesamt:
	Fett gesamt:	Fett gesamt:	Fett gesamt:	Fett gesamt:	15,7 Gramm	105,62 Gramm
	52,32 Gramm	4,8 Gramm	0,2 Gramm	32,6 Gramm	Kohlenhydrate:	Kohlenhydrate:
	Kohlenhydrate:	Kohlenhydrate:	Kohlenhydrate:	Kohlenhydrate:	30 Gramm	94 Gramm
	17 Gramm	16 Gramm	8 Gramm	23 Gramm	Natrium:	Natrium:
	Natrium:	Natrium:	Natrium:	Natrium:	307 Gramm	1360 Gramm
	207 Gramm	303 Gramm	301 Gramm	242 Gramm		

Tag 14	Asiatische Kichererbsen-Pfannkuchen	Brokkoli und Kokosnuss Suppe	Avo-Pommes	Gebackenes Georgisch Badrijani	Fauxpudding im Glas	
	Kalorien: 227	Kalorien: 228	Kalorien: 66	Kalorien: 309	Kalorien: 727	Kalorien: 1557
	Fett gesamt: 3,6 Gramm	Fett gesamt: 13,3 Gramm	Fett gesamt: 7,9 Gramm	Fett gesamt: 29,5 Gramm	Fett gesamt: 65,1 Gramm	Fett gesamt: 119,4 Gramm
	Kohlenhydrate: 38 Gramm	Kohlenhydrate: 23 Gramm	Kohlenhydrate: 5 Gramm	Kohlenhydrate: 11 Gramm	Kohlenhydrate: 37 Gramm	Kohlenhydrate: 160,6 Gramm
	Natrium: 630 Gramm	Natrium: 872 Gramm	Natrium: 62 Gramm	Natrium: 605 Gramm	Natrium: 93 Gramm	Natrium: 2268 Gramm
Tag 15	Avo-Tacos	Thai-inspirierter Krautsalat	Blumenkohlkrapfen	Spaghetti Squash	Die Zitronenbombe beißen	
	Kalorien: 179	Kalorien: 109	Kalorien: 47	Kalorien: 155	Kalorien: 48	Kalorien: 538
	Fett gesamt: 28,24 Gramm	Fett gesamt: 4,8 Gramm	Fett gesamt: 0,2 Gramm	Fett gesamt: 8,2 Gramm	Fett gesamt: 6,7 Gramm	Fett gesamt: 48,14 Gramm
	Kohlenhydrate: 13 Gramm	Kohlenhydrate: 16 Gramm	Kohlenhydrate: 8 Gramm	Kohlenhydrate: 20 Gramm	Kohlenhydrate: 3 Gramm	Kohlenhydrate: 70 Gramm
	Natrium: 13 Gramm	Natrium: 303 Gramm	Natrium: 301 Gramm	Natrium: 568 Gramm	Natrium: 125 Gramm	Natrium: 1310 Gramm

Tag 16	Avo-Tacos	Thai-inspirierter Krautsalat	Schokolade Fettbombe	Gebackene georgische Badrijani	Zimtbrötchen im Becher	Kalorien:
	Kalorien:	Kalorien:	Kalorien:	Kalorien:	Kalorien: 338	1094
	179	109	179	309	Fett gesamt:	Fett gesamt:
	Fett gesamt:	Fett gesamt:	Fett gesamt:	Fett gesamt:	15,7 Gramm	98,14 Gramm
	28,24 Gramm	4,8 Gramm	19,9 Gramm	29,5 Gramm	Kohlenhydrate:	Kohlenhydrate:
	Kohlenhydrate:	Kohlenhydrate:	Kohlenhydrate:	Kohlenhydrate:	30 Gramm	72 Gramm
	13 Gramm	16 Gramm	2 Gramm	11 Gramm	Natrium:	Natrium:
	Natrium:	Natrium:	Natrium:	Natrium:	307 Gramm	1292 Gramm
	13 Gramm	303 Gramm	64 Gramm	605 Gramm		
Tag 17	Das OG Veggie-Omelett	Gemüsesuppe für die Seele	Schokoladen-Chip-Keks	Der vegane Taco Bello	Die Zitronenbombe beißen	Kalorien:
	Kalorien:	Kalorien:	Kalorien:	Kalorien:	Kalorien: 48	1115
	370	464	78	155	Fett gesamt:	Fett gesamt:
	Fett gesamt:	Fett gesamt:	Fett gesamt:	Fett gesamt:	6,7 Gramm	35,17 Gramm
	9,27 Gramm	3,7 Gramm	4 Gramm	11,5 Gramm	Kohlenhydrate:	Kohlenhydrate:
	Kohlenhydrate:	Kohlenhydrate:	Kohlenhydrate:	Kohlenhydrate:	3 Gramm	76 Gramm
	29 Gramm	22 Gramm	9 Gramm	13 Gramm	Natrium:	Natrium:
	Natrium:	Natrium:	Natrium:	Natrium:	125 Gramm	2984 Gramm
	1350 Gramm	1162 Gramm	16 Gramm	331 Gramm		

Tag 18	Asiatische Kichererbsen-Pfannkuchen	Brokkoli und Kokosnuss Suppe	Schokolade Fettbombe	Gebackenes Georgisch Badrijani	Fauxpudding im Glas	Kalorien:
	Kalorien: 227	Kalorien: 228	Kalorien: 179	Kalorien: 309	Kalorien: 727	1670
	Fett gesamt: 3,6 Gramm	Fett gesamt: 13,3 Gramm	Fett gesamt: 19,9 Gramm	Fett gesamt: 29,5 Gramm	Fett gesamt: 65.1Gramm	Fett gesamt: 131,4 Gramm
	Kohlenhydrate: 38 Gramm	Kohlenhydrate: 23 Gramm	Kohlenhydrate: 2 Gramm	Kohlenhydrate: 11 Gramm	Kohlenhydrate: 37 Gramm	Kohlenhydrate: 111 Gramm
	Natrium: 630 Gramm	Natrium: 872 Gramm	Natrium: 64 Gramm	Natrium: 605 Gramm	Natrium: 93 Gramm	Natrium: 2264 Gramm
Tag 19	Das OG Veggie-Omelett	Salat mit Kirschtomaten	Blumenkohlkrapfen	Der vegane Taco Bello	Die Zitronenbombe beißen	Kalorien:
	Kalorien: 370	Kalorien: 379	Kalorien: 47	Kalorien: 155	Kalorien: 48	1001
	Fett gesamt: 9,27 Gramm	Fett gesamt: 19,70 Gramm	Fett gesamt: 0,2 Gramm	Fett gesamt: 11,5 Gramm	Fett gesamt: 6,7 Gramm	Fett gesamt: 37,37 Gramm
	Kohlenhydrate: 29 Gramm	Kohlenhydrate: 43 Gramm	Kohlenhydrate: 8 Gramm	Kohlenhydrate: 13 Gramm	Kohlenhydrate: 3 Gramm	Kohlenhydrate: 96 Gramm
	Natrium: 1350 Gramm	Natrium: 64 Gramm	Natrium: 301 Gramm	Natrium: 331 Gramm	Natrium: 125 Gramm	Natrium: 2171 Gramm

Tag 20	Kokosnuss Crepes	Veganer Kelp-Salat	Schokoladen-Chip-Keks	Spaghetti Squash	Goldene Kurkuma-Latte	Kalorien: 908
	Kalorien: 137	Kalorien: 268	Kalorien: 78	Kalorien: 155	Kalorien: 270	Fett gesamt: 67,64 Gramm
	Fett gesamt: 16,54 Gramm	Fett gesamt: 18,6 Gramm	Fett gesamt: 4 Gramm	Fett gesamt: 8,2 Gramm	Fett gesamt: 20,3 Gramm	Kohlenhydrate: 79,15 Gramm
	Kohlenhydrate: 12,15 Gramm	Kohlenhydrate: 22 Gramm	Kohlenhydrate: 9 Gramm	Kohlenhydrate: 20 Gramm	Kohlenhydrate: 16 Gramm	Natrium: 1659 Gramm
	Natrium: 16 Gramm	Natrium: 454 Gramm	Natrium: 16 Gramm	Natrium: 568 Gramm	Natrium: 605 Gramm	
Tag 21	Asiatische Kichererbsen-Pfannkuchen	Thai-inspirierter Krautsalat	Avo-Pommes	Champignon-Blumenkohl-Medley	Zimtbrötchen im Becher	Kalorien: 1046
	Kalorien: 227	Kalorien: 109	Kalorien: 66	Kalorien: 306	Kalorien: 338	Fett gesamt: 40,7 Gramm
	Fett gesamt: 3,6 Gramm	Fett gesamt: 4,8 Gramm	Fett gesamt: 7,9 Gramm	Fett gesamt: 8,7 Gramm	Fett gesamt: 15,7Gramm	Kohlenhydrate: 104 Gramm
	Kohlenhydrate: 38Gramm	Kohlenhydrate: 16 Gramm	Kohlenhydrate: 5 Gramm	Kohlenhydrate: 15 Gramm	Kohlenhydrate: 30Gramm	Natrium: 141 Gramm
	Natrium: 630 Gramm	Natrium: 303 Gramm	Natrium: 62 Gramm	Natrium: 114 Gramm	Natrium: 307 Gramm	

Tag 22	Avo-Tacos Kalorien: 179 Fett gesamt: 28,24 Gramm Kohlenhydrate: 13 Gramm Natrium: 13 Gramm	Salat mit Kirschtomaten Kalorien: 379 Fett gesamt: 19,70 Gramm Kohlenhydrate: 43 Gramm Natrium: 64 Gramm	Karottenkuchen Minis Kalorien: 47 Fett gesamt: 0,2 Gramm Kohlenhydrate: 11 Gramm Natrium: 70 Gramm	Gebackenes Georgisch Badrijani Kalorien: 309 Fett gesamt: 29,5 Gramm Kohlenhydrate: 11 Gramm Natrium: 605 Gramm	Die Zitronenbombe beißen Kalorien: 48 Fett gesamt: 6,7 Gramm Kohlenhydrate: 3 Gramm Natrium: 125 Gramm	Kalorien: 962 Fett gesamt: 84,34 Gramm Kohlenhydrate: 81 Gramm Natrium: 877 Gramm
Tag 23	Overnight Oats in einer Schüssel Kalorien: 634 Fett gesamt: 52,32 Gramm Kohlenhydrate: 17 Gramm Natrium: 207 Gramm	Veganer Kelp-Salat Kalorien: 268 Fett gesamt: 18,6 Gramm Kohlenhydrate: 22 Gramm Natrium: 454 Gramm	Schokoladen-Chip-Keks Kalorien: 78 Fett gesamt: 4 Gramm Kohlenhydrate: 9 Gramm Natrium: 16 Gramm	Der vegane Taco Bello Kalorien: 155 Fett gesamt: 11,5 Gramm Kohlenhydrate: 13 Gramm Natrium: 331 Gramm	Fauxpudding im Glas Kalorien: 727 Fett gesamt: 65,1 Gramm Kohlenhydrate: 37Gramm Natrium: 93 Gramm	Kalorien: 1862 Fett gesamt: 151,52 Gramm Kohlenhydrate: 98 Gramm Natrium: 1101 Gramm

Tag 24	Kokosnuss Crepes	Gemüsesuppe für die Seele	Avo-Pommes	Champignon-Blumenkohl-Medley	Die Zitronenbombe beißen	Kalorien: 1021
	Kalorien: 137	Kalorien: 464	Kalorien: 66	Kalorien: 306	Kalorien: 48	Fett gesamt: 33,54 Gramm
	Fett gesamt: 16,54 Gramm	Fett gesamt: 3,7 Gramm	Fett gesamt: 7,9 Gramm	Fett gesamt: 8,7 Gramm	Fett gesamt: 6,7 Gramm	Kohlenhydrate: 57,15 Gramm
	Kohlenhydrate: 12,15 Gramm	Kohlenhydrate: 22 Gramm	Kohlenhydrate: 5 Gramm	Kohlenhydrate: 15 Gramm	Kohlenhydrate: 3 Gramm	Natrium: 1479 Gramm
	Natrium: 16 Gramm	Natrium: 1162 Gramm	Natrium: 62 Gramm	Natrium: 114 Gramm	Natrium: 125 Gramm	
Tag 25	Avo-Tacos	Brokkoli und Kokosnuss Suppe	Schokolade Fettbombe	Champignon-Blumenkohl-Medley	Die Zitronenbombe beißen	Kalorien: 940
	Kalorien: 179	Kalorien: 228	Kalorien: 179	Kalorien: 306	Kalorien: 48	Fett gesamt: 76,84 Gramm
	Fett gesamt: 28,24 Gramm	Fett gesamt: 13,3 Gramm	Fett gesamt: 19,9 Gramm	Fett gesamt: 8,7 Gramm	Fett gesamt: 6,7 Gramm	Kohlenhydrate: 56 Gramm
	Kohlenhydrate: 13 Gramm	Kohlenhydrate: 23 Gramm	Kohlenhydrate: 2 Gramm	Kohlenhydrate: 15 Gramm	Kohlenhydrate: 3 Gramm	Natrium: 1188 Gramm
	Natrium: 13 Gramm	Natrium: 872 Gramm	Natrium: 64 Gramm	Natrium: 114 Gramm	Natrium: 125 Gramm	

Tag 26	Das OG Veggie-Omelett	Veganer Kelp-Salat	Schokoladen-Chip-Keks	Spaghetti Squash	Die Zitronenbombe beißen	
	Kalorien: 370	Kalorien: 268	Kalorien: 78	Kalorien: 155	Kalorien: 48	Kalorien: 939
	Fett gesamt: 9,27 Gramm	Fett gesamt: 18,6 Gramm	Fett gesamt: 4 Gramm	Fett gesamt: 8,2 Gramm	Fett gesamt: 6,7 Gramm	Fett gesamt: 46,77 Gramm
	Kohlenhydrate: 29 Gramm	Kohlenhydrate: 22 Gramm	Kohlenhydrate: 9 Gramm	Kohlenhydrate: 20 Gramm	Kohlenhydrate: 3 Gramm	Kohlenhydrate: 83 Gramm
	Natrium: 1350 Gramm	Natrium: 454 Gramm	Natrium: 16 Gramm	Natrium: 568 Gramm	Natrium: 125 Gramm	Natrium: 2513 Gramm

Tag 27	Asiatische Kichererbsen-Pfannkuchen	Thai-inspirierter Krautsalat	Karottenkuchen Minis	Champignon-Blumenkohl-Medley	Fauxpudding im Glas	
	Kalorien: 227	Kalorien: 109	Kalorien: 47	Kalorien: 306	Kalorien: 727	Kalorien: 1416
	Fett gesamt: 3,6 Gramm	Fett gesamt: 4,8 Gramm	Fett gesamt: 0,2 Gramm	Fett gesamt: 8,7 Gramm	Fett gesamt: 65,1 Gramm	Fett gesamt: 82,4 Gramm
	Kohlenhydrate: 38Gramm	Kohlenhydrate: 16 Gramm	Kohlenhydrate: 11 Gramm	Kohlenhydrate: 15 Gramm	Kohlenhydrate: 37 Gramm	Kohlenhydrate: 117 Gramm
	Natrium: 630 Gramm	Natrium: 303 Gramm	Natrium: 70 Gramm	Natrium: 114 Gramm	Natrium: 93 Gramm	Natrium: 1210 Gramm

Tag 28	Kokosnuss Crepes Kalorien: 137 Fett gesamt: 16,54 Gramm Kohlenhydrate: 12,15 Gramm Natrium: 16 Gramm	Salat mit Kirschtomaten Kalorien: 379 Fett gesamt: 19,70 Gramm Kohlenhydrate: 43 Gramm Natrium: 64 Gramm	Schokolade Fettbombe Kalorien: 179 Fett gesamt: 19,9 Gramm Kohlenhydrate: 2 Gramm Natrium: 64 Gramm	Spaghetti Squash Kalorien: 155 Fett gesamt: 8,2 Gramm Kohlenhydrate: 20 Gramm Natrium: 568 Gramm	Die Zitronenbombe beißen Kalorien: 48 Fett gesamt: 6,7 Gramm Kohlenhydrate: 3 Gramm Natrium: 125 Gramm	Kalorien: 839 Fett gesamt: 71,04 Gramm Kohlenhydrate: 80,15 Gramm Natrium: 837 Gramm
Tag 29	Das OG Veggie-Omelett Kalorien: 370 Fett gesamt: 9,27 Gramm Kohlenhydrate: 29 Gramm Natrium: 1350 Gramm	Gemüsesuppe für die Seele Kalorien: 464 Fett gesamt: 3,7 Gramm Kohlenhydrate: 22 Gramm Natrium: 1162 Gramm	Avo-Pommes Kalorien: 66 Fett gesamt: 7,9 Gramm Kohlenhydrate: 5 Gramm Natrium: 62 Gramm	Champignon-Blumenkohl-Medley Kalorien: 306 Fett gesamt: 8,7 Gramm Kohlenhydrate: 15 Gramm Natrium: 114 Gramm	Fauxpudding im Glas Kalorien: 727 Fett gesamt: 65,1 Gramm Kohlenhydrate: 37 Gramm Natrium: 93 Gramm	Kalorien: 1933 Fett gesamt: 94,67 Gramm Kohlenhydrate: 108 Gramm Natrium: 2781 Gramm

Tag 30	Overnight Oats in einer Schüssel Kalorien: 634 Fett gesamt: 52,32 Gramm Kohlenhydrate: 17 Gramm Natrium: 207 Gramm	Brokkoli und Kokosnuss Suppe Kalorien: 228 Fett gesamt: 13,3 Gramm Kohlenhydrate: 23 Gramm Natrium: 872 Gramm	Karottenkuchen Minis Kalorien: 47 Fett gesamt: 0,2 Gramm Kohlenhydrate: 11 Gramm Natrium: 70 Gramm	Koreanische Vegane BiBimBap-Schüssel Kalorien: 436 Fett gesamt: 28,2 Gramm Kohlenhydrate: 30 Gramm Natrium: 370 Gramm	Zimtbrötchen im Becher Kalorien: 338 Fett gesamt: 15,7 Gramm Kohlenhydrate: 30 Gramm Natrium: 307 Gramm	Kalorien: 1663 Fett gesamt: 109,72 Gramm Kohlenhydrate: 111 Gramm Natrium: 1826 Gramm

Fazit

Nochmals vielen Dank, dass Sie dieses Buch heruntergeladen haben! Ich hoffe, dieses Buch, *Vegan Keto: A Practical Approach to Health and Weight Loss with the Ketogenic Diet for Vegans; An Easy and Healthy Guide to Vegan Recipes with Plant-Based and Low-Carb to Energize Your Body and Enjoy the Keto Lifestyle*, konnte Ihnen helfen, alles über die ketogene Diätmethode zu erfahren und wie Sie am besten versuchen, die Keto-Diät umzusetzen, während Sie noch vegan sind. Aber noch wichtiger ist, dass ich hoffe, dass es Ihnen helfen konnte, für sich selbst zu entscheiden, ob diese Diät tatsächlich der richtige Ernährungsplan für Sie ist.

Denken Sie daran, dass Ihr Diätplan mehr ist als nur eine Möglichkeit, Gewicht zu verlieren und sich für Außenstehende als attraktiver Leckerbissen zu präsentieren. Es geht um Sie, Ihre Gesundheit, Ihre Entscheidungen und darum, wie Sie sich entscheiden, zu sein - kurz gesagt, darum, wie Sie es zulassen, dass man Sie sieht. Deshalb ist es so wichtig, dass Sie einen Diätplan wählen, der für Sie funktioniert, basierend auf Ihrem Lebensstil und Ihren kulturellen und sozialen Gewohnheiten.

Schließlich, wenn Sie in der Tat, *Vegan Keto* genossen haben: *A Practical Approach to Health and Weight Loss with the Ketogenic Diet for Vegans; An Easy and Healthy Guide to Vegan Recipes with Plant-Based and Low-Carb to Energize Your Body and Enjoy the Keto Lifestyle,* please take the time to share your thoughts and post a review on Amazon. Wir würden das sehr zu schätzen wissen!

Vielen Dank und viel Erfolg!

Referenzen

Amraoui, I. (2019). Keto vegan Thai Curry Rezept. Broke Foodies. Abgerufen von https://www.brokefoodies.com/vegan-thai-curry-recipe-keto/.

Bäcker, M. (2014). Einfaches veganes Omelett. Abgerufen von https://minimalistbaker.com/simple-vegan-omelet/

Benbella Vegan. (2017). BenBella's best of plant-based eating: Rezepte und Fachwissen von Ihren veganen Lieblingsautoren. In *Scribd*. Abgerufen von https://www.scribd.com/read/338312576/BenBella-s-Best-of-Plant-Based-Eating-Recipes-and-Expertise-from-Your-Favorite-Vegan-Authors#

Chocolate Covered Katie. (2019a). Vegane Schokokekse - KEINE verrückten Zutaten! Abgerufen von https://chocolatecoveredkatie.com/2018/05/21/vegan-chocolate-chip-cookies-recipe/

Chocolate Covered Katie. (2019b). Fettbomben (keto, vegan, no bake). Abgerufen von https://chocolatecoveredkatie.com/2018/07/23/fat-bombs-recipe-keto/

Eckert, S. (2019). Asiatischer Krautsalat. Abgerufen von https://www.staceyhomemaker.com/ginger-asian-coleslaw/

Eckhert, S. (2019). Avocado-Rucola-Kirschtomatensalat mit Balsamico-Vinaigrette. Abgerufen von https://www.staceyhomemaker.com/avocado-arugula-cherry-tomato-salad/

Harding, J. (2019a). Low-Carb Brokkoli-Creme & Kokosnuss-Suppe. KetoDiet. Abgerufen von https://ketodietapp.com/Blog/lchf/low-carb-cream-of-broccoli-and-coconut-soup.

Harding, J. (2019b). KetoDiet. Low-carb baked badrijani. Abgerufen von https://ketodietapp.com/Blog/lchf/low-carb-baked-badrijani

Johansson, K. (2016). Vegane Ernährung für Anfänger: Umstellung auf eine vegane Ernährung für Gewichtsverlust & gute mentale Gesundheit. In *Scribd*. Abgerufen von https://www.scribd.com/read/315624592/Vegan-Diet-For-Beginners-Adopting-A-Vegan-Diet-For-Weight-Loss-Good-Mental-Health

Kubala, J. (2018). Vegane Keto-Diät Anleitung: Vorteile, Lebensmittel und Beispielmenü. Abgerufen von https://www.healthline.com/nutrition/vegan-keto-diet#benefits

Lester, L. (2019a). Keto vegan taco stuffed avocados. KetoDiet. Abgerufen von https://ketodietapp.com/Blog/lchf/vegan-taco-stuffed-avocados.

Lester, L. (2019b). Keto-Veganer Seetang-Nudelsalat. KetoDiet. Abgerufen von https://ketodietapp.com/Blog/lchf/keto-vegan-kelp-noodle-salad.

Liddon, A. (2013). Jumbo Kichererbsen-Pfannkuchen. Abgerufen von https://ohsheglows.com/2013/09/15/jumbo-chickpea-pancake-a-high-protein-filling-vegan-breakfast-or-lunch/

Liew, A. (2017). 4-Zutaten-Zucchini-Blumenkohl-Fritters (paleo, vegan). Abgerufen von https://thebigmansworld.com/4-ingredient-zucchini-cauliflower-fritters-paleo-vegan/

Markowitz, A. (2019, Mai 19). Gesunde Karottenkuchen-Häppchen (vegan + glutenfrei + keto). Abgerufen von https://www.vegannie.com/energy-bites-bite-sized-treats/carrot-cake-bites/

Petre, A. (2016a). Was ist ein Veganer und was essen Veganer? Abgerufen von https://www.healthline.com/nutrition/what-is-a-vegan#section3

Petre, A. (2016b). Die vegane Ernährung - Ein kompletter Leitfaden für Anfänger. Abgerufen von https://www.healthline.com/nutrition/vegan-diet-guide#section4

Rege, L. (2018). Instant-Topf-Gemüsesuppe. Abgerufen von https://www.delish.com/cooking/recipe-ideas/a25336945/instant-pot-vegetable-soup/

Ruled.me. (2019). Ein umfassender Leitfaden für die vegane ketogene Diät. Abgerufen von https://www.ruled.me/comprehensive-guide-vegan-ketogenic-diet/

Sagar, A. (2019). Keto Avocado Pommes - Vier Zutaten + Video! Abgerufen von https://mindfulavocado.com/avocado-fries-four-ingredients/

Sweetashoney. (2019). Kokosnussmehl-Crepes - Glutenfreie Low-Carb-Crepes. Abgerufen von https://www.sweetashoney.co/coconut-flour-crepes-low-carb-keto/

Vegan Outreach. (2013). Guide to cruelty-free eating (vegan outreach). Abgerufen von https://www.scribd.com/document/14135900/Guide-to-Cruelty-Free-Eating-Vegan-Outreach

Vegan.de. (2019). Vegane Kochanleitung: Lernen Sie die Grundlagen in weniger als einer Stunde. Abgerufen von https://www.vegan.com/cooking/

Vinding, M. (2014). Warum wir vegan werden sollten. In: *Scribd*. Abgerufen von https://www.scribd.com/read/231397070/Why-We-Should-Go-Vegan

Vogel, L. (2018). Keto Overnight "Oats". Abgerufen von https://www.healthfulpursuit.com/2016/10/keto-overnight-oats/

CPSIA information can be obtained
at www.ICGtesting.com
Printed in the USA
BVHW061231180321
602887BV00006B/727

9 781802 241839